本书由山东中医药大学附属医院资助出版

张素芳
小儿推拿医案选

张素芳　著

姚　笑　周奕琼　刘晓峰　整理

中国中医药出版社

·北　京·

图书在版编目（CIP）数据

张素芳小儿推拿医案选/张素芳著；姚笑，周奕琼，刘晓峰整理. —北京：中国中医药出版社，2018.4（2018.11重印）

ISBN 978 - 7 - 5132 - 4777 - 1

Ⅰ.①张… Ⅱ.①张… ②姚… ③周… ④刘… Ⅲ.①小儿疾病－推拿－医案－汇编 Ⅳ.①R244.15

中国版本图书馆 CIP 数据核字　　　　第 030685 号

中国中医药出版社出版

北京市朝阳区北三环东路 28 号易亨大厦 16 层
邮政编码　100013
传真　010 - 64405750
廊坊市晶艺印务有限公司印刷
各地新华书店经销

开本 880×1230　1/32　印张 7.25　字数 157 千字
2018 年 4 月第 1 版　2018 年 11 月第 3 次印刷
书　号　ISBN 978 - 7 - 5132 - 4777 - 1

定价　29.00 元
网址　www.cptcm.com

社 长 热 线　**010 - 64405720**
购 书 热 线　**010 - 89535836**
维 权 打 假　**010 - 64405753**

微信服务号　**zgzyycbs**
微商城网址　**https://kdt.im/LIdUGr**
官方微博　**http://e.weibo.com/cptcm**
天猫旗舰店网址　**https://zgzyycbs.tmall.com**

金序

夫按摩者，源远流长，诚古之医术矣。

先秦时期，按摩称之为付（拊）。殷人崇尚，甲骨卜辞多有印证。尝闻上古，医有俞拊，神乎其技。扁鹊弟子，子术好之。

《灵枢》《素问》二十九篇，四十余条论及，足见其时按摩已是常用之术。同期，更有《黄帝岐伯按摩经》养生专著，有十卷之多。

秦汉以降，及至隋唐，按摩一道，正值全盛，已成中医主要科目。太医署列医师、针师、按摩师、咒禁师。按摩赫然位居其中。其博士教授消息引导之法，"以除人风、寒、暑、湿、饥、饱、劳、逸八疾""损伤折跌者正之"。

明代以来，小儿推拿兴也。有关著作相继面世。儿推之手法、特定穴、操作法、适应病证渐次阐明，俨然已自成体系。盖以其保儿健康，共跻寿域，具济世活人之利，世人赞其为保婴神术。其造化之功，讵不广欤！推拿之谓，代按摩之名，亦由此而定。

考小儿推拿，国之瑰宝，由来已久。诸如汉时之《五十二病方》曰："婴儿瘛……因以匕挶婴儿瘛所。"挶者，《说文解字》释为抚也、摹也。葛仙翁之《肘后方》载：卒腹痛"拈取其脊骨皮，深取痛行之，以龟尾至顶乃止，未愈更为之"。孙真人所著《千金方》指出："小儿虽无病，早起常以膏摩囟上及手足心，甚辟寒风。"

儿推一道，简便验廉，不受时间地域所限，可减小儿针药之苦，实属绿色自然之疗法，然欲得其正传，惟有坚持实践，其获弋之途，或为亲身之体验，或为他山之石。

窃以为凡小儿推拿业者，必当内省阴阳五行、脏腑气血、经络腧穴，外练手技功夫。而其手法又"贵临机之通变""其宛转运用之妙，可以一己之卷舒，高下疾徐，轻重开阖，能达病者之气血凝滞、皮肉肿痛、筋骨挛折与情志苦欲也"。如此方能奏随拨随应、如汤泼雪之妙。

张君素芳，宅心仁厚，早年攻读中医推拿，后又幸得名师指点。加之其五十余稔术有专攻，兢兢业业，孜孜不倦，从而成绩骄人，蜚声业界。其悟经典之道，承岐黄之术，对小儿推拿造诣颇深，曾编撰《中国小儿推拿学》，为弘扬国宝，屡赴南洋，传道授业解惑。

然则，医学技术不断进步，小儿推拿亦不例外，亟须进一步加以发掘和总结提高。张素芳教授又将其临床心得系统整理，并得姚笑教授等才俊鼎力相助，著述《张素芳小儿推拿医案选》。是书内含新生儿、肺系、脾系、心肝系、肾系、五官、运动系疾病及传染病、杂病等章节，尚附有医话随笔。内容赅备，蔚为大观。非志坚不移，且经验丰富，所能克免斯举乎！

看今朝，小儿推拿风生水起。不少儿童家长欲学其一二，为小儿健康保驾，更有许多有识之士，愿以此为业，

"手"护儿童健康，已成一道美丽风景。余深信《张素芳小儿推拿医案选》的出版，必将推动儿推事业蓬勃发展。

值兹大作付梓在即，爰乐而为之序。

岁丁酉年春三月
金义成于沪上

自序

　　我行医已五十余载，一直从事推拿临床工作，尤其是小儿推拿，从十七八岁在推拿学校由刘开运老师启蒙，到毕业后在山东省中医院接受孙重三老师的指导，我对中医小儿推拿从朦胧到清晰，从亦步亦趋到自立自强，而今已作为一个老专家在临床医疗、教学。我一直在想：我为什么？我值得吗？我想了很久很久。当我从微博、微信上，从家长们和不断成长的儿童们口中，听到了对我的肯定，听到了由衷的赞誉，我还是觉得这一生的付出值了！

　　现在，很多老病友由儿子变成了爸爸，由爸爸晋级为爷爷，而他们的小辈仍来找我看病，对我、对小儿推拿的依赖延续几十年，甚至很多家长要求学习做保健手法。中医小儿推拿已由闭塞到开放，这种绿色自然疗法，经过了几十年的发展，得到了医务界和广大群众的认可，这是小儿推拿成功的一面。

　　但是比起西医儿科，公众对中医儿科的认识还是远远不足，而小儿推拿更被很多人认为用于保健还可以，或者只能治疗一些小病，治疗大病是不可能的。就拿腹泻来说，如果是消化不良，目前各大医院的儿科医务人员会推荐小儿推拿，但是如果出现肠炎，很多人会说推拿是不可能治好的，而事实上，通过小儿推拿医务人员的努力，不但可以治愈肠炎、痢疾，而且还有很多疾病，推拿也是可以治疗的。尤其出现一些令家长们头痛的问题时，比如小儿拒进药物、需要长期服药的慢性疾病、脑瘫儿康复、改善早产儿体质，或者病情不轻不重，不知道吃药好还是打针好，还有对药物过敏等情况下，用推拿是最合适的。

张素芳小儿推拿医案选

最近，学习了由人民军医出版社出版的《古今名医儿科医案赏析》及《儿科临证医案》，引起了我的兴趣，并给我很大启发。我工作了五十余年，接触小儿数以万计，治疗病种多达六七十种，病情有复杂有简单，为何不把这些经验传下去。同时，也有很多家长要求我把经验写成著作，让更多的病患及家长能当成参考或临时救急。故将一些沉积的病案资料梳理成章，其中既有小儿推拿传统优势病种，又收集了一些过去认为推拿不可能治好，但现已被证明小儿推拿有一定疗效的特色和优势病种，比如肺炎喘嗽、积滞、五迟、胎黄、儿童多动症等，还有本人总结发掘小儿推拿传统方法、结合现代医学新知后的创新方法，以此奉献给同道们。

医案的研究近年来已经有较大的进展，特别是中医儿科医案的出版，对儿科的爱好者、专业人员的知识水平有很大提高，但是单纯用推拿外治的报道还是不多。

本人工作五十余年，主要将小儿推拿手法作为治疗手段，通过长期的临床实践，治疗小儿的常见病和一些疑难病疗效显著。这种治疗方式似乎有些另类，但随着社会的进步及滥用激素、抗生素产生的不良后果引起社会各阶层的关注，而中药味苦，久用伤胃，虽较独特但小儿不能久服，长时间用药会引起呕吐反胃，甚至拒服等，小儿推拿是以手法作为主要治疗手段，在辨证论治、正确运用刚柔相济的手法及取穴的情况下，具有见效快、效果好、儿童不痛苦的特点，因此家长乐于接受。而且，在治疗过程中，如果患儿出现新的症状，医生还可以随时改变治疗思路、变通适宜穴位及手法，往往能迅速获效，以致家长们往往脱口而出地问：这病几次能治好？举个例子，小儿久咳，吃药、打针十天半月也不一定会痊愈，往往是这次未痊愈下次的病又赶上，而小儿推拿治疗咳嗽以辨证施治为前提，认为久嗽必体气虚弱，宜补益，用培土生金法。等治疗到咳嗽基本停止时，还可建议家长以"治未病"的思想再做保健按摩以增强体质，抵抗儿童成长过程中的各种新威胁而顺利成长。因此说，小儿推拿疗法既能治愈病证又能增强体质，是一种重要的中医治疗手段。

小儿推拿学科作为中医学的一门临床分支学科，几千年来随着中医学的发展而不断发展，逐步建立起独特的理论和实践体系，近50年来更走上了新的发展阶段。随着现代自然科学、社会科学的高速发展，小儿推拿学科发展新阶段的特点是学科间的交叉渗透——在保持了自身体系的基础上，应用现代科技手段研究和提高自己，并总结20世纪中医小儿推拿学术发展成就，为21世纪学科发展奠定了良好的基础。作为小儿推拿学科的研究生、博士生和在职的中高级专业人员，不仅需要应用科学的新知识、新技术为儿童健康事业服务，同时还要承担促进学术进步的重任。本书编写立足于满足中医小儿推拿学科中高级专门人才学习提高的需要，适应学科发展及医疗教学、科研等方面的需要。

　　小儿推拿是一门经验医学，医案则是临床经验的载体。为给后人留下临床经验，本人特将多年临床实践积累的病例编写成《小儿推拿医案选》，以供有志者研究参考之用，不当之处欢迎指教。书中记载案例时间不一，一些药物现在儿科已不适用，小儿需用药请遵医嘱。

张素芳

2018 年 1 月

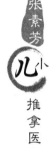

目录

张素芳

小儿

推拿医案选

张素芳小儿推拿医案选

第一章　新生儿疾病

第一节　新生儿黄疸

新生儿黄疸是指新生儿出生后周身皮肤、面目发黄色为主要临床表现的一种病证，因与胎禀因素有关，故又称"胎黄"或"胎疸"。本病分为生理性黄疸和病理性黄疸两类。

1. 生理性黄疸的原因：胆红素生成过多；新生儿血浆白蛋白结合胆红素的能力减低；肝脏发育不成熟，摄取胆红素的能力不足；肝肠循环活跃。延迟喂养、呕吐、寒冷、缺氧、胎粪排出较晚等可加重生理性黄疸。

2. 病理性黄疸原因：围生因素、感染（败血症）、新生儿溶血症、先天性胆道闭锁、母乳性黄疸、婴儿肝炎综合征。病理性黄疸占住院新生儿的 20% ~ 40%，严重者可发生胆红素脑病（新生儿核黄疸）。

◎**案例一**

曲某，女，27 天。1997 年 2 月初诊。

主诉：患儿全身发黄 20 余天。

现病史：患儿是第一胎，妊娠 7 个月早产，生后 2～3 天开始面部发黄，双目黄，其他情况一般，以为是生理性黄疸没做处理，2 周后发现全身黄疸加重，换下的衣服均被染黄，曾去某院儿科住院诊治，诊断为高胆红素症，以高渗葡萄糖液及生理盐水配合维生素 E 治疗，7 天后身黄不退，其他情况可，出院。又在本院儿科诊治，服中药 10 余剂，全身仍黄，小孩吃药困难。目前症状，小儿面颈、身体、四肢黄，身体欠佳，吃乳少，大便每日 4～5 次，色深黄，质稠，小便不黄，睡眠欠佳。

查体：小儿面颊、四肢、躯干呈橘黄色，双目黄染，精神一般，哭响有力，襁褓有很重的中药味。剑突下能触及肝右肋下 2cm，质柔软，腹胀，小便黄，大便深黄黏稠。舌质红，苔薄黄腻，指纹淡。

辅助检查：血清总胆红素 >257μmol/L。

诊断：新生儿黄疸。

治法：清热利湿退黄。

处方：分手阴阳 200 次，清肝经 300 次，补脾经 500 次，运内八卦 100 次，清小肠 300 次。

次日诊：患儿吃乳较前有力，精神明显好转。继续原方推拿治疗。

三诊：患儿面黄及四肢黄略退，精神好转，大便每日 2 次，质较前稠，色黄绿。

共经 8 次治疗，患儿面目及全身黄退，体重明显增加。

按语：本案小儿为早产儿，各脏器发育不成熟，尤以脾脏为著，脾运化无力，则湿热内蕴，阻滞中焦，肝失疏泄，胆汁外溢而发黄，故患儿出现面目皮肤色黄，色鲜明，腹胀、纳差为脾运失健之故，故治宜热则清之，治以清热利湿退黄为主，以健脾行气为辅。在治疗时补脾经手法宜轻快柔和。

◎案例二

王某，女，37 天，2008 年 7 月 12 日初诊。

主诉：面目黄染伴腹胀、呕吐乳液 1 周。

现病史：患儿足月剖宫产，产后 3～4 天开始出现黄疸，12 天后去某保健医院查体，黄疸已退，查体合格。但 15 天后开始吐乳，腹胀腹泻，烦哭，扭动肢体，吮乳明显减少，接触乳头出现恶心，大便日 10 余次，色黄，小便量少，色黄。又去上述医院，发现黄疸未退尽，给口服茵栀黄口服液，因拒药来诊。

查体：发育营养好，面色黄，巩膜微黄，舌红，苔黄腻厚，指纹不显。全身皮肤浅黄，腹胀明显，腹部软，无压痛，哭声响亮有力。

辅助检查：肝功正常，血清总胆红素 205μmol/L。

诊断：新生儿黄疸。

治法：健脾利湿退黄。

处方：清脾补脾各 200 次，清大肠 100 次，运内八卦 20 次，分推腹阴阳 100 次，揉肝俞、脾俞、胃俞各 50 次。

7 月 13 日诊：腹胀恶心见轻，吮乳略增。

7 月 16 日诊：经 4 次治疗后，诸症消失，巩膜黄、皮肤黄消退。

按语：本例患儿面目黄染，腹满胀气，纳乳即吐，烦哭扭动，舌苔黄厚腻，哭声响亮，其病机为湿热蕴结，瘀结发黄，气机失调，胃失和降。应以行气消积、利湿退黄为法。治疗新生儿黄疸，尤其应注意顾护胃气，不可过度攻伐，而是应消补兼施，故首先用分推腹阴阳、清大肠以消积导滞，继用清补脾、运内八卦，以及揉肝俞、脾俞、胃俞，以舒肝理气，健脾和胃。

◎案例三

李某，男，27 天，2011 年 6 月 21 日初诊。

主诉：黄疸不退 20 余日。

现病史：患儿出生 4 天开始出现黄疸至今。某医院诊断为生理性黄疸，给口服茵栀黄口服液，自后开始出现腹泻，大便日 10 余次，稀水样便，色黄，腹胀，烦哭，矢气遗屎。吃乳少但吮吸尚有力，小便黄，睡眠可。

查体：发育正常，面色黄，双眼胞轻度浮肿，睑膜黄染，舌红，苔黄厚，指纹淡红。腹胀，全身皮肤色黄。

辅助检查：血清总胆红素 13.1μg/dL。大便常规无异常。

诊断：①新生儿黄疸。②新生儿腹泻。

治法：温中化湿退黄。

处方：分手阴阳（阳重阴轻）100 次，推三关 300 次，补脾经 500 次，摩腹 300 次，摩八髎 100 次。

6 月 22 日诊：面部、双目及身上黄已明显减轻，大便 2 次，质略稠，烦哭少。故不改方，原方继续治疗 1 次。

6 月 23 日诊：腹胀消，腹泻止，大便 1 次，色金黄，黄疸退尽，面清神爽。

按语：由于孕母内蕴湿热之毒，遗于胎儿，湿热郁蒸外发于肌肤，本案患儿胎黄持续时间长，后又受寒凉之剂攻克，因寒凉剂过度致湿从寒化，中阳不振，致泄泻不止。故用分手阴阳以调整脏腑阴阳，推三关助气活血，补脾经、

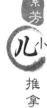

摩腹健脾利湿退黄，摩八髎止泻。

本病案还提示，为预防严重的新生儿黄疸发病，孕妇应注意孕期饮食，注意卫生，少吃辛辣燥味的食物。

第二节　呛奶

婴儿吃奶过程中或吐奶后，奶汁误入了气道，叫"呛奶"。呛奶可造成吸入性肺炎，甚至堵塞气道，发生呼吸困难或窒息。

婴儿呛奶窒息的处理方法：轻微的呛奶可不进行处理，但如果大量吐奶，首先应迅速将宝宝的头侧向一边，以免吐出物向后流入咽喉及气管。然后把手帕缠在手指上，伸入患儿口腔中将吐、溢出的奶水和食物快速清理出来，以保持呼吸道通畅。若小儿出现憋气、脸色紫绀时，表明吐出物可能已进入气管，急宜将患儿俯卧在床边，用力拍打背部四五次，使其能将奶水咳出。如果仍无效，马上夹或捏小儿脚底板，进行刺激，使之因疼痛而啼哭，加大呼吸。

婴儿呛奶窒息的预防：不在婴儿哭笑时喂奶；不强迫喂奶；喂奶时婴儿应取斜坡位；控制喂奶速度；注意乳房不可堵住宝宝鼻孔；喂完奶后，将婴儿直立抱在肩头，轻拍婴儿的背部帮助其排出胃内气体，最好听到打嗝，再将其放回婴儿床上。

◎案例

徐某，男，25天，2014年6月21日初诊。

主诉：患儿呛奶加重10天。

现病史：患儿系二胎，足月顺产后因呛咳，全身发紫窒息，全身发软，住保温箱4天，4天后开始吃母乳，半小时后又呛咳，奶从口鼻喷出，当夜因乳呛入气管去医院急诊，经人工吸出好转。目前每次吃奶呛，喷吐，腹胀，大便每日2~3次，有酸味。

查体：营养发育好，全身皮肤红赤，舌红，苔白厚，咽红，指纹不显。腹胀，两肺呼吸音略粗，口中有乳酸味。

诊断：伤乳呛吐。

治法：导滞和胃。

处方：分手阴阳24次，清板门200次，清大肠200次，掐揉右端正50次，分推腹阴阳200次，摩中脘100次，按揉肺俞、脾俞、胃俞各50次，按肩井5次。

6月22日诊：已不呛乳，呕吐4次，呕吐物色淡黏腻，大便每日2次，酸臭，矢气多。前方加推下天柱骨100次。

6月24日诊：诸症消，睡眠安稳，口中酸味轻。

按语：患儿呛咳有可能因吸入羊水或因乳母乳汁奔出太急太冲，婴儿来不及吮吸，吞咽不及而致。因此《千金要方》中对喂养方法提出了极为仔细的描述："凡乳母乳儿，当先极按，散其热气，勿令汁奔出，令儿噎，辄夺其乳，令得息，息已，复乳之。"同时也指出："喂乳前挤去宿乳，夏不去热乳，令儿呕逆，冬不去寒乳，令儿病咳。"乳哺不节，损伤脾胃，中焦阻滞，气不相通，胃气上逆而致呛吐。同时，孩子口中酸味是因喂养过度，建议延长两餐间隔时间，喂养时乳母应夹紧乳晕，勿使乳汁太急。

第三节　胎怯

胎怯，是指初生儿体重低下，身材矮小，脏腑形气未充的一种病证。本病与现代医学早产儿或低体重儿相接近，一般初生儿体重≤2500g，身长≤45cm者，可考虑本病。

◎案例

金某，女，2个月，2009年4月1日初诊。

主诉：生长发育缓慢2个月。

现病史：其母妊娠38周顺产三胞胎，第三胎女婴出生体重1.7kg，身高41cm，吮乳无力，目前每次只吮几口即无力再吸，经常吐乳，大便色绿，次数多，啼哭声弱，四肢欠温，用保温箱，半月后出院，仍吮乳力量弱，吃奶粉最多30mL，体重增长落后，要求推拿治疗。

查体：面色略黄，营养发育差，皮下脂肪薄，皮有皱纹，目无精光，表情呆滞，哭声弱，反应迟钝，舌淡红，苔淡白，指纹不显，体重2kg，身高42cm。

诊断：胎怯。

治法：温阳健脾补肾为主。

处方：分手阴阳50次（阳重阴轻），推三关150次，补脾经200次，推补肾经100次，摩中脘、抚督脉各20次，摩心俞、脾俞、肾俞各50次。

4月4日诊：经3次治疗，吮乳明显有力，吃奶时间延长，面色转红润，大便日3~4次，色黄，质好，夜眠安静。

4月8日诊：奶粉已能加到60mL，精神状态好转，已长胖。

4 月 30 日诊：经 24 次治疗后，体重增加到 4.9kg，身高 46cm，精神好。

按语：本例患儿系多胞，出生低体重，属先天禀赋不足，肾精亏损，胎气怯弱，荣卫不充。脾阳不足，故而出现后天吃奶少，肌肉较软，纳少，四肢不温。治疗以补肾经、补脾经、推三关、摩中脘、摩脾俞等补益肾精，健脾温阳，以抚督脉、摩心俞、分手阴阳补气养血。

第四节　新生儿便秘

便秘是新生儿常见症状，临床表现为出生不久大便就不顺畅，隔 1 ~ 2 天或 3 ~ 4 天才排便 1 次，而且排出来的大便干硬、排便困难。新生儿通常出现的便秘多为功能性便秘，其原因有：①乳量不足。如果奶吃得少，或呕吐较多，或禁食补液的小儿可引起暂时性的无大便。②新生儿的消化道肌层发育尚不完全，因而易引起便秘，同时还可伴有吐奶。③母亲的不良饮食。母亲所吃的食物很大程度地影响着宝宝，引起孩子消化不良，从而导致便秘。除此之外，一些先天性畸形也可以造成大便不通，如肠道闭锁、肠狭窄、肠旋转不良、先天性巨结肠、先天性无肛、骶尾部脊柱裂、脊膜膨出、肿瘤压迫马尾部神经等，临床需要进行鉴别。

◎案例

曲某，男，32 天，2008 年 5 月 8 日初诊。

主诉：大便不畅 1 月余。

现病史：出生24小时内排胎便后，经常8~9天大便1次，每次排便面红耳赤，十分用力，还要刺激肛门后才得便，大便质稠量少，较臭，目前已8天多尚未排便。

查体：发育营养正常，面色红润，舌红苔少，腹胀，左下腹无结块。

诊断：新生儿便秘（实秘）。

治法：清热润燥，健脾助运。

处方：分手阴阳（重分阳）100次，清补脾经各300次，清大肠200次，运内八卦100次，补肾经150次，摩腹（顺时针）300次，拿肚角5次，推下七节骨200次，揉龟尾50次。

5月9日诊：首次治疗后当夜大便1次，质好量多，味臭。

共经3次治疗后，基本每日大便1次，偶尔有2~3天1次。精神好，生长发育正常。

6个半月时因感冒来诊，追问大便情况，家长说自推拿后未再出现便秘症状。

按语：本案患儿之母孕前营养极为丰富，并过食高蛋白燥热之物，产后每日海参、鲍鱼、鸡汤等不断，而致母乳过燥热，使其儿体质偏热，热则伤津，肠间津液不足而大便不利。因此，治疗以清大肠、重分阳清其热，补肾经增液通便，拿肚角直接刺激腹部加强通便作用。同时要求其母改变饮食习惯，荤素搭配，控制蛋白质摄入量，清淡饮食，达到标本兼顾的目的。本案治疗摩腹时以升结肠→横结肠→降结肠方向，并在降结肠下段稍加用力，揉龟尾时手指向尾骨内上用力，以刺激肛门排便。

第五节　肠胀气

肠胀气是新生儿常见症状，患儿表现为睡觉不踏实，突然哭闹，排气或排便后哭闹停止，喜欢趴着睡或者只接受抱睡，不停觅食等情况。

造成新生儿肠胀气的原因主要有：①前奶吃得过多：前奶含的糖分较多，乳糖在肠胃里发酵，会引起过多的气体。②过度喂养：小儿频繁觅食，过度喂哺会使小婴儿出现消化不良的情况。③吃进空气过多：奶粉喂养、大哭的时候直接喂奶会使小儿吃进更多的空气。④母亲的饮食：母亲吃豆类、带壳的贝类、牛奶、海鲜、西兰花、西红柿、青椒等难以消化或刺激性的食物也会引起宝宝的腹部不适。

张素芳

小儿

推拿医案选

◎案例一

吴某，女，4个月，2014年8月22日初诊。

主诉：腹胀1周。

现病史：患儿自出生不久后经常腹胀，矢气时扭动身体，满脸涨红，得矢气后症状缓解。近1周夜啼不宁，矢气较多、味臭，矢气时常常把自己吓醒，夜眠不安，1小时醒1次，醒后必吃奶才能入睡。已开始添加辅食，不喜饮水。大便日3~4次，质稀味臭，色黄绿，小便正常。

查体：精神可，面色晦暗，舌红，苔黄厚，指纹紫滞，腹胀如鼓，肛周红。

既往史：其母孕期高血糖。

中医诊断：腹胀（积滞内停）。

西医诊断：肠胀气。

治法：消积导滞。

处方：分手阴阳，清板门，清大肠，掐揉四横纹，捣小天心，分推腹阴阳，按揉肺俞、脾俞、大肠俞，推下七节骨，按肩井。

8月29日诊：经1周推拿治疗后，近日矢气明显减少，夜眠好转，吃乳次数明显见少。大便日2次，质好，面色转润，舌红，苔淡黄，指纹紫红，轻度腹胀。上方继续推拿治疗，加按弦搓摩。

按语：《灵枢·胀论》云，"夫胀者，皆在于脏腑之外，排脏腑而郭胸胁，胀皮肤，故命曰胀。"《黄帝内经》中对寒胀、热胀、虚胀、实胀、湿胀均有论述。《素问·至真要大论》曰："诸湿肿满，皆属于脾。"本案小儿因乳食不节，胃虽能纳，但脾弱不消。湿蕴于中，浊气壅滞不行。清阳当升不升，浊阴当降不降，故而发为腹胀。应急则治其标，健脾助运，行气消胀为主。

◎案例二

司某，男，40天，2014年9月10日初诊。

主诉：腹胀，夜眠不安20余天。

现病史：患儿20天前发现黄疸未退尽，经妇幼保健院诊后给服茵栀黄口服液。用药后患儿腹胀，夜间尤甚。每夜3点后开始屈伸身体，满脸涨红，每次4~5分钟。家长给患儿揉腹后得矢气方缓解，白天症状较轻。伴肠鸣，大便日3~4次，色绿，稠黏，小便正常，吃乳好。

查体：面色黄滞，营养发育可，舌红，苔黄，指纹不显，右额黄疸指数14、右眼角12.6，腹胀，无明显压痛，肛门红。

中医诊断：①腹胀。②黄疸未尽（寒湿阻滞）。

西医诊断：肠胀气。

治法：化积调气。

处方：分手阴阳，清板门，清大肠，运内八卦，顺摩腹，按揉肝俞、脾俞、大肠俞。

9月11日诊：病情无明显变化，夜间仍屈伸腹部多次，5～6个小时不断，故眠不安，至黎明矢气后转安眠入睡，继用上方推拿。

9月12日诊：白天睡眠好，大便2次，色黄，质稠，小便正常。16点至23点睡眠中伸腿1次，腹不胀，吃乳好。上方加补脾经100次。

9月13日诊：面部黄疸退、睡眠好、腹不胀。

按语：患儿因服用茵栀黄口服液后出现腹胀，凌晨3点之后发作，大便色绿、质黏，伴有肠鸣，诊断为腹胀寒湿阻滞型，病位在大肠。《灵枢·胀论》认为："大肠胀者，肠鸣而痛濯濯，冬日重感于寒，则飧泄不化。"又说："营卫留止，寒气逆上，真邪相攻，两气相搏，乃合为胀。"因此，治疗应针对大肠营卫失和、气机不畅的病机，以分手阴阳、顺摩腹调和营卫，以运内八卦、按揉肝俞及脾俞化湿行气，以清板门、清大肠、按揉大肠俞通调肠腑。诸法合用，大肠气机调畅，营卫相谐，"阴阳相随，乃得天和"。

◎案例三

颜某，女，37天，2014年11月4日初诊。

主诉：腹胀20余天。

现病史：自出生后不能主动排便，一般每4～5天用肥

张素芳
小儿
推拿医案选

皂头刺激后才能排便。平时不断扭动身体，矢气后略安。必须抱着睡，放下即醒，并开始满面涨红、挺身。

查体：营养发育正常，精神可，面色红，腹胀，舌红苔少。

辅助检查：腹部B超示，腹部探测部分肠管胀气明显，结肠腔内示较多粪便，强回声。腹腔内未探得异常团块回声及靶环样征，肠管蠕动正常，无扩张积液征象。

中医诊断：腹胀（湿浊内阻）。

西医诊断：肠胀气。

治法：行气化湿，缓急止痛。

处方：分手阴阳，清板门，清大肠，摩腹，按揉脾俞、大肠俞，推下七节骨。

11月5日诊：夜间排气多，面部涨红及扭动身体动作较前少。

11月8日诊：昨半夜3点后扭动身体较多，但矢气较前略少，腹痛次数减少。处方：上穴加掐揉四横纹、按揉八髎。

11月20日诊：目前晚间一觉能睡7个小时，无腹胀，夜眠安，疾病告愈。

按语：患儿母亲因在孕中期发现羊水少，每天喝5大杯豆浆（约4000mL）、两大碗汤，外加各类水果，致使水湿在体内大量存积，不但自身气血循行不畅，对胎儿的相关脏器功能也有影响，故患儿出生即腹胀。

凡治胀病，应当找准治疗部位，轻重适宜，直达"皮下肉上之筋"，方可取效。若治疗手法过轻就会经气不行，治疗手法过重则易致气血逆乱，阴阳相争，胀满加重。在临床上治疗"肠系膜淋巴结炎"时，其病位正在于"皮下肉上之筋"，因此，摩腹时应注意作用力的深浅。

第六节　夜啼

小婴儿白天能安静入睡，入夜则啼哭不安，时哭时止，或每夜定时啼哭，甚则通宵达旦，称为夜啼。多见于新生儿及6个月内的小婴儿。

中医认为，小儿夜啼常因脾寒、心热、惊骇、食积而发病。寒则痛而啼，热则烦而啼，惊则神不安而啼，是以寒、热、惊为本病主要病因病机。

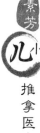

014

◎案例一

刁某，女，37天，1995年12月3日初诊。

主诉：患儿连续啼哭15天。

现病史：患儿系第一胎，剖腹娩出，产后一般情况好，出生22天某妇幼保健院医生家访，随后患儿即出现日夜啼哭不休，声嘶，哭声无力，唇颤，面红，双手发抖，吃乳少，二便正常，自出生至31天，体重仅增长0.6kg，曾到省内各大医院检查，无异常发现，给服镇静药不能止哭，经熟人介绍来本科。

查体：精神不振，囟门略凹陷，面色微红，山根青，唇淡青，哭声嘶哑，腹胀。舌质红，苔薄白，指纹青至风关。

辅助检查：大便检验无特殊发现，小便常规正常，血常规正常。

诊断：夜啼（客忤）。

治法：镇静安神。

处方：分手阴阳 50 次，揉小天心 49 次，运内八卦 24 次，补脾经 100 次，掐肝经 10 次，掐心经 10 次，摩中脘 100 次。

12 月 4 日诊：经推拿治疗后白天几乎不哭，能入睡，夜间哭两次，每次 1 小时，上方改分手阴阳为合手阴阳 100 次，余穴同前治疗 1 次。

12 月 5 日诊：啼哭已止，诸症消失，吃乳好，睡眠安，1 周后随访，患儿一切正常，昼夜安睡香甜。

按语：王履曰："小儿夜啼有四证：一曰寒，二曰热，三曰口疮重舌，四曰客忤。寒则腹痛而啼，面青白，口有冷气，手足腹俱冷，曲腰而啼，宜六神散、益黄散。热则心躁而啼，面赤，小便赤，口中热，腹暖，或有汗，仰身而啼，或上半夜仰身有汗而啼，面赤身热者，必痰热也，到晓方息，宜导赤散加黄芩。口疮重舌，则吮乳不待，口到乳上即啼，身额皆微热，急取灯照之，根据口疮重舌为治。客忤者，或见非常之物与未识之人，或经神庙佛寺，与鬼神气相忤而啼，有曰啼惊，夜必黄昏前后尤甚者，钱氏安神丸。"

本案小儿因目触生人而引起突然惊恐，惊则伤身，恐则伤志，故体弱纳呆，神色恐惧。治宜镇静安神为主。以分手阴阳、掐肝经、掐心经、揉小天心镇静安神，以运内八卦、补脾经、摩中脘调和脾胃，使身安志宁，诸症消失。

◎案例二

田某，女，42 天，2008 年 3 月 27 初诊。

主诉：夜间惊哭不安 20 余天。

现病史：自出生 20 天开始每夜突然大哭，目瞪直视呈惊恐状，手足抽搐，弯腰曲身，1 小时甚至不到 1 小时醒 1 次，醒后必吃，吃后即泻，日大便 10 次以上，稀水样便，色黄绿，矢气时每带大便，小便正常，出汗多，已服多酶片及中药 6 剂，症状不减，故来诊。

查体：精神可，面色略黄，发育正常，囟门平，轻度枕秃。腹胀明显，肛门略红，指纹不显，舌红，苔黄厚。

辅助检查：大便常规见便稀，色绿，可见少量脂肪滴。

中医诊断：①夜啼。②腹泻（脾寒）。

西医诊断：消化不良。

治法：镇惊安神，温中健脾。

处方：分手阴阳 24 次，揉小天心 49 次，补脾经 200 次，掐心经 30 次，清肝经 150 次，运内八卦 24 次，摩百会 100 次，按揉心俞、肝俞、肾俞各 30 次，猿猴摘果 24 次。

3 月 28 日诊：经推拿后，患儿安睡 5 小时后醒 1 次，换完尿布，吮乳后接着睡，白天大便 1 次，质略稠。按上方继续推拿 1 次。

4 月 15 日，其母来电话告知，患儿一切正常，面部已有血色，精力充沛。

按语：巢元方曰："小儿有躽啼者，在胎时其母伤于风冷，邪气入胞，故儿生后邪仍伏在儿腹内，邪动与正气相搏则腹痛，故儿躽胀气而啼。"张涣亦认为："婴儿在胎之时，其母将养一切不如法，及取凉饮冷食过度，冷气入儿肠胃，使胎气不强，致生下羸弱多病，俯仰多啼。"

小儿脾常不足，若先天不足产后又失于调养，致儿腹泻、腹胀而作夜啼。因而在治疗时除以掐心经、清肝经、按揉心俞及肝俞、猿猴摘果等镇惊安神外，再根据脾寒之证施以补脾经、运内八卦等法温运脾阳。

◎案例三

吴某，女，36 天，2011 年 2 月 9 日初诊。

主诉：夜间啼哭月余。

现病史：患儿足月剖宫产，当时脐带绕颈 2 周，别无他症。产后 3 天游泳时大便，服务人员急忙抱出，去另一池冲洗时受惊吓。当时唇青，双上肢抽搐，当夜睡眠不安，每 2 小时醒 1 次，突然惊哭，自后白天黑夜均睡不安，必须紧抱吃奶后渐入睡，不能放下，一放即醒，吃奶吮吸有力，大便日 1 次，质好色绿，小便正常。

查体：发育营养好，面色青白，山根青，指纹不显，舌红，苔薄白，腹软不胀。

中医诊断：夜啼（惊吓）。

治法：镇惊安神。

处方：分手阴阳 50 次，揉小天心 49 次，补脾经 100 次，推指三关 100 次，掐揉精宁、威灵各 20 次，摩囟门 100 次，按心俞、肝俞、脾俞各 20 次。

2011 年 2 月 11 日，第 1 次推拿后夜间睡眠好，没有惊哭。第 2 次推拿后上午睡 4 个小时，醒后精神清爽快乐。

按语：由于新生胎气不强，突然受惊，或见非常之物与未识之人惊则气乱，心无所倚，神无所归，因而易于受惊啼哭。正如清代沈金鳌在《幼科释谜·啼哭原由症治》所说："月内夜啼惊搐者，乃胎中受惊所致。"本案婴儿只有 36 天，胎禀薄弱，游泳时大便，操作人员有可能动作大，或水温差别，使之受惊吓。

沈金鳌曾提出："初生月内多啼者，只宜轻手扶抱任其自哭自止，切不可勉强按住或令吮乳止之，若无他病亦不必服药。"因此推拿宜用推法、揉法、摩法轻快柔和小量刺激。分手阴阳调整阴阳，揉小天心、掐揉精宁及威灵、摩囟门镇惊安神，推指三关扶正祛邪，最终达到调整阴阳平衡。

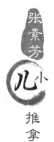

第二章 肺系疾病

第一节 感冒

感冒是人体感受外邪而致的以鼻塞、流涕、喷嚏、咳嗽、恶寒发热、头身疼痛，或全身酸楚为特征的外感病证。普通感冒症状明显，病程较短，无传染性；时行感冒，疫疠之气所致，病情重，传染性强，常流行。感冒可发生于任何年龄和任何季节，冬春最多。当季节变换和气候异常时，感冒患者激增。小儿体属稚阴稚阳，感冒之后极易引发高热、惊厥、休克，甚至危及生命，因此防治感冒有重要意义。

◎案例一

卢某，女，3岁6个月，1999年6月16日初诊。

主诉：反复感冒发热近2年，加重月余。

现病史：患儿1岁半进入托儿所，自后经常感冒发热，近日反复发热，体温39℃以上，咽痛，纳差，咳嗽，喉间有痰，静滴青霉素3～4天，烧退，但过3天，又发热咳嗽，咳嗽有痰，流清涕，纳差，大便3～4天1次，量可，小便正常，眠不安。

查体：体温 36.8℃，舌红，苔黄腻，咽微红，扁桃体不大，指纹淡紫、滞，腹软不胀，两肺呼吸音粗。

中医诊断：①咳嗽。②厌食。

西医诊断：上呼吸道感染。

处方：分手阴阳 50 次，平肝清肺 300 次，补脾经 300 次，运内八卦 200 次，重揉乾艮卦各 100 次，掐揉少商 100 次，掐揉四横纹各 50 次，开璇玑 50 次，分推肩胛 50 次，按揉肺、脾、肾俞各 50 次

1999 年 6 月 17 日诊：饮食增加，咳嗽减轻，面色红润有光泽。处方：揉外劳宫 200 次，补脾经 300 次，清补肺经 200 次，补肾经 300 次，四大手法各 24 次。

1999 年 6 月 18 日诊：偶咳一声，精神好，面色有泽。处方：揉外劳宫 200 次，揉一窝风 200 次，补脾经 300 次，清肺经 200 次，补肾经 300 次，摩中脘 100 次，分推肩胛骨 50 次，按揉肺俞、脾俞、肾俞各 50 次。

共经 12 次调治后症状基本消失，纳好，体重增加。

按语：反复呼吸道感染是小儿常见病，常常旧感初愈，新感复起，经年反复，缠绵难愈，严重影响小儿身心健康和生长发育。此患儿脾肺肾气虚，加之冷暖不能自调，饮食不能自节，因此调理脾肺肾之阴阳，使"正气存内，邪不可干"。小儿推拿治则为扶正祛邪，标本兼治。治法为消积导滞，兼解表邪，继以健脾益肾。正如《难经·十四难》提到的："损其肺者益其气……损其脾者，调其饮食，适其寒温；损其肝者缓其中。"故补脾经、揉一窝风、摩中脘、按揉脾俞及肾俞为治疗处方中的重点。

◎案例二

孙某，女，5个月，2009年5月25日初诊。

主诉：鼻塞加重2天。

现病史：感冒已15天，加重2天。鼻塞，流清涕，喷嚏，吃奶时无法吮吸而吐出奶头啼哭，夜间常憋醒，约半小时1次，大便偏稀，小便正常。已服中西药10天无效，故来诊。

查体：精神可，面色白，可闻喷嚏，清涕长流，张口喘气，舌红，苔薄白，指纹青至风关。

中医诊断：外感风寒。

西医诊断：上呼吸道感染。

治法：解表通窍，温阳散寒。

处方：四大手法各50次，揉外劳宫200次，揉一窝风200次，补脾经100次，清肺经200次，揉按迎香50次，黄蜂入洞50次，按肩井10次、风门50次、肺俞50次。

嘱用葱白适量砸黏后入少许盐，用布包敷囟门上，干后取下。

5月26日诊：鼻塞明显减轻，吃奶自如，但量少。精神好，夜眠安。

共4次治疗后诸症消。

按语：本案为典型风寒外感证。小儿卫外功能薄弱，对外邪的防御能力差，本已感冒体虚卫表不固，又复感风寒，故鼻塞加重，故用补脾经、揉一窝风及揉外劳宫以培土生金，温阳散寒，充实卫外之气，驱散寒邪，以达到扶正祛邪的目的。

◎案例三

汪某，女，2岁半，2006年2月21日初诊。

主诉：鼻塞、流清涕2天。

现病史：因着凉而致喷嚏，流清涕，鼻塞不通，纳减，大便正常，小便多、清长，夜眠不安。

查体：体温36.8℃，精神不振，面色略黄，舌淡红，苔薄白，咽不红，指纹红至风关。鼻流清涕，腹胀。

诊断：感冒（外感风寒）。

治法：祛风散寒。

处方：四大手法各50次，揉黄蜂入洞50次，分手阴阳100次，清肺经200次，揉二扇门100次，运内八卦100次，重揉乾卦100次，揉一窝风200次，分推腹阴阳100次，摩中脘200次，按揉风门、肺俞各50次。

2月22日诊：经推拿后喷嚏、流涕已停，鼻塞已通，仍纳差，小便正常，睡眠已安，神情活泼，上方继续推拿治疗。

2月23日诊：诸症消，上方巩固治疗1次。

按语：病机为外感风寒之邪，循经相犯，故喷嚏、流清涕。由于小儿脾常不足，感冒后影响运化，出现纳呆、腹胀等症。故治疗时首先突出开天门、推坎宫、运太阳（向耳的方向）、揉耳后高骨四大手法以祛风散寒，加揉黄蜂入洞取汗散寒，此结合能宣肺开窍，通鼻息，效果既快又得余症随之而散。由肺气不宣，小儿脾常不足，外感后脾阳不振，故纳差，用揉一窝风、摩中脘、分推腹阴阳使脾阳振，复二次治疗，病体痊愈。

第二节　发热

发热是指小儿体温异常升高，且一昼夜波动超过 1℃ 者。中医学认为，发热有表里虚实的不同，表热乃是外邪侵犯体表引起的，里热是食积内伤，积滞成热，虚热是由于体虚气弱，营卫不和引起，实热是肺气壅塞，胃气不和造成。

◎案例一

钱某，女，3 岁半，1993 年 6 月 4 日初诊。

主诉：连续发热 3 月余。

现病史：患儿发热 3 月余，体温 37.8～39.8℃，开始因拔手上的肉刺后引起局部肿痛，自行处理。患儿因高热不退住进省立医院儿科，经各项检查确诊为败血症（金黄色葡萄球菌），按败血症抢救治疗 2 个月 20 天，体温降至 38℃ 左右，稍有不慎引起感冒发热，体温升高，反复数次，西医认为患儿体弱，免疫功能差，建议请中医配合。服中药 14 剂未见明显改变。患儿来诊情况：体温 38℃，白天高夜间低，23 点后能退到 37.5℃ 左右，大量盗汗，心跳快，纳差，精神不振，易疲劳，夜眠不安，大便 2～3 天 1 次，质软，色暗绿，小便频，量多，色清白，有药味。

查体：精神不振，面色㿠白，双目轻度凹陷，声低乏力，呼吸平稳。唇白，咽红，扁桃体充血，双颌下有蚕豆大淋巴结各 1 个，头发湿、稍黏，腹无明显压痛，舌质红，苔薄黄，指纹淡紫至气关，脉细数。

辅助检查：血常规示白细胞总数 10×10^9/L，中性粒细胞 70%，淋巴细胞 30%。血培养阴性。小便常规示白细胞 0～2 个/HP。

中医诊断：发热（气虚）。

西医诊断：败血症。

治法：劳者温之。

治法：健脾助运，益气升阳。

处方：推三关 600 次，退六腑 200 次，补脾经 800 次，清板门 200 次，运内八卦 100 次，揉肾顶 300 次，摩腹 500 次，捏脊 5 遍（重提肝、脾、肾、三焦俞，并按揉之）。

共治疗 12 次，每日 1 次，每周 5 次。

经 3 次推拿治疗后患儿体温达 37.2℃，虚汗止，行动活泼，共经 9 次推拿，体温降至正常，纳好转，大便日 1 次，质正常，小便亦已正常，血常规检查均在正常范围，家长觉得不可思议，感叹说："用去这么多钱没治好的病几次推拿不痛不痒中解决问题，小儿推拿真是个宝啊。"

按语：久病发热，动则甚，由于久热耗气则气虚，故身倦乏力，四肢不温，病机为脾胃气虚，至上、中、下焦阳气升降失常而生热，热行于外则身热，劳倦失度，中气受损，损则虚，故宜劳者温之的治则，宜益气升阳。

发热的预防与保健：①注意饮食质与量的适当控制，勿使过饱。②要培养儿童积极锻炼体格的好习惯。③营养要科学合理搭配，切勿过细过精。

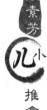

◎案例二

周某，男，2 岁，1999 年 4 月 8 日初诊。

主诉：发热 2 天。

现病史：因外出受风寒而致发热，体温 38.5℃左右，无汗，喜投母身，流清涕，喷嚏，进食略减，二便正常，睡眠不安，曾在儿科服解表散1天半，体温不退，故来诊。

查体：精神一般，面色略黄，声音低微，鼻塞声浊，呼吸均匀，口内无热气，两肺呼吸音清。前额热，舌红，苔薄白，咽略红，扁桃体不大，指纹淡青至风关，体温38.3℃。

辅助检查：血常规正常。大便常规示白细胞0～2个/HP。

中医诊断：发热（风寒外侵）。

西医诊断：上呼吸道感染。

治则：客者除之。

治法：祛风解表。

处方：开天门50次，推坎宫50次，运太阳50次，揉耳后高骨50次，拿风池3次，清补肺经500次，清肝经100次，运八卦100次，捏挤大椎至局部瘀斑，推两侧膀胱经5遍，按肩井30次，摇肘肘30次。

次日诊：体温36.6℃，夜间睡眠安，精神大振，按上方继续推拿1次，症状全部消失。

按语：患儿主要表现为发热，无汗，流清涕，并有感受风寒史，本证为风寒束表，卫阳受遏，故为风寒外感。客者除之，故以祛风解表为治法。开天门、推坎宫、运太阳、揉耳后高骨称为四大手法，有发汗解表作用，加拿风池，对轻型感冒发热效果好，清补肺经，配运内八卦宣肺理气，捏挤大椎及推膀胱经退热，按肩井、摇肘肘等防复感。

◎案例三

孙某，女，4个月，1999年5月3日初诊。

主诉：患儿发热3天。

现病史：患儿3天前开始发热，体温在39℃以上，昏睡，烦躁，醒时经常小手敲头，摇头，双目赤肿，有眼眦，怕光，恶心，呕吐，呕吐物黏稠有酸味，时有咳嗽，小便黄热，大便干，曾在本院注射室用安乃近溶液滴鼻，并服中药2剂，热仍未退，要求配合推拿。

查体：患儿神昏，面红赤，双目紧闭有眦，声低沉，息粗浊，咳嗽有力，口中有乳酸味。头身四肢均热，手心热甚，腹胀拒按。舌红，苔黄厚，唇红，咽红，指纹紫红至风关。

中医诊断：发热（胃肠实热）。

西医诊断：发热。

治法：清热导泻，开窍醒神。

处方：清天河水400次，退六腑200次，推三关100次，清肺经300次，平肝经150次，运内八卦100次，分推腹阴阳100次，拿天枢10次，捏脊5遍，揉天突50次。

共经3次治疗，体温降至37.5℃左右，烦躁明显好转，偶尔干呕，吐不出，小便清，大便头略干。前方加推下天柱骨、掐揉右端正、顺摩腹后呕吐止，大便顺，精神活泼，食欲增，建议清淡饮食。

按语：患儿高热，烦躁不安，并呕吐酸馊，小便黄，舌苔黄厚，热来源于胃中积热化火，火热扰心，痰阻心窍，故神志不知，痰壅于胃，久则里热里火，致胃气上逆，上逆则呕吐。治则客者除之，治法为清热泻下，开窍醒神，疏风解表。清天河水解表热，退六腑、推三关调和阴阳、清里热，运内八卦、分推腹阴阳、拿天枢、捏脊消积导滞，推下天柱骨、揉天突开窍醒神，降逆止呕。

◎案例四

石某，女，1岁，1985年11月5日初诊。

主诉：发热5天。

现病史：患儿自前日起身热流涕，不思饮食，今晨体温38.9℃，烦躁不安，恶心不吐，大便干结，小便正常，曾给服退热药、紫金锭等仍不退热，故来诊。

查体：体温39.1℃，精神不安，面色红，颧赤，舌红，苔白，咽充血，扁桃体Ⅱ度肿大，指纹紫红，腹胀，手心热。

辅助检查：血常规正常。

中医诊断：感冒夹食滞。

西医诊断：上呼吸道感染。

治法：消食导滞，表里双解。

处方：退六腑300次，清天河水500次，清板门500次，清大肠500次，清肺经300次，掐揉少商100次，逆运内八卦100次，推下中脘300次，推下七节骨300次。

11月6日诊：恶心减轻，仍未大便，体温38.5℃，上方加分手阴阳300次。

11月7日诊：经昨天推拿，大便通，体温到夜间下降，下午体温38℃。

11月8日诊：体温36.8℃，食欲增进，大便1次，质仍偏干。

按语：小儿感冒中积食外感最为多见，因小儿肺为娇脏，卫外不固，又脾常不足，需要营养但消化能力差，更易在食多后为外邪所伤。本证患儿属风热感冒，因又有恶心、不思饮食、大便干结症状，说明患儿在感邪前已内伤饮食，外邪入里化热，热伏心肝，故烦躁不安，肺气浮燥，清肃之气不能下行大肠而出现大便干结。所以治疗时要表里同治，以清天河水、退六腑、清大肠清内里积热，用分手阴阳、清肺经等清肺解表，然后清板门和胃助运，逆运内八卦安神定魄，以利于余热尽散。本病例说明治疗感冒夹滞需肺、脾、肝、大肠相结合，方能取得良效。

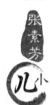

◎案例五

高某，男，13岁半，2011年12月19日初诊。

主诉：患儿发热50余天。

现病史：体温38～38.6℃，伴有鼻塞、咽痛，经口服阿奇霉素、清开灵5天，症状无明显改善，查血尿常规、血沉、心肌酶、心电图、胸片、脑电图、碱性磷酸酶积分等均无明显异常，但白细胞形态检查异常，淋巴细胞为4％，服中草药无明显效果。于11月30日起静滴头孢塞肟钠、病毒唑、地塞米松，治疗期间白天体温降至正常，晚上至次日清晨体温38℃左右，用药5天停药后体温升至38℃左右，持续24小时不退，再次查血尿常规、C反应蛋白、抗链"O"、类风湿因子、双联DNA、风湿系列均正常。肝胆脾胰肾彩超示：脾肿大，厚4.5cm，肠系膜淋巴结肿大，较大者1.5cm×0.5cm，双髂窝少量积液，均深1.0cm。12月8日开始服用强的松，至12月12日症状无明显改善。行淋巴结彩超检查示：左右颈部、腋窝、腹股沟淋巴结均显示肿大，均少量血流信号，高阻动脉频谱，行右颈部淋巴结活检，病理示反应性增生，活检后服希刻劳治疗，体温 37.3～37.9℃，上午体温高，下午多降至 37℃以下。目前主要表现低热，鼻塞明显，食欲欠佳，经常腹痛，见饭时腹痛加重，口渴喜饮，身乏无力，小便正常，大便每日 1 次，睡眠可。

查体：体温 37.5℃，精神不振，双目无神，面色晦黄，双眼下睑可见眼袋色青暗，上睑轻度浮肿，唇干，舌淡红，苔厚黄腻，咽不红，脉滑沉，双手足冷，腹胀，有明显隆起，叩无鼓音，肝未触及，脾肿大，可触及，压痛不明显。

中医诊断：发热（湿热夹滞）。

西医诊断：病毒性感染。

治则：补消并行。

治法：健脾助运利湿。

处方：分手阴阳 300 次，清天河水 600 次，水底捞明月 300 次，清板门 500 次，清大肠 500 次，运内八卦 300 次，掐总筋 100 次，揉曲池、按肩井各 30 次，分推腹阴阳 200 次，按弦走搓摩 300 次，揉风门、肺俞、心俞、脾俞、胃俞各 50 次。

12 月 20 日诊：体温 37.2℃，面色转红润，舌红，苔中黄厚，脉细滑，腹胀减轻，腹部变平坦，精神好转，上方加按揉督脉，自第四胸椎至第二腰椎有明显压痛。

12 月 22 日诊：经 3 次治疗后体温降至 36.7℃，面色唇色转润泽，纳好转，双手已变温，双足仍凉，上方去清天河水，加补脾经 500 次，掐揉四横纹各 50 次。

12 月 25 日诊：上午，体温 37.5℃，头痛，头晕，身乏无力，脉细数，舌淡红，苔淡黄腻。

12 月 27 日诊：第 7 次治疗时因服中药过敏而致体温升高至 39℃以上，胃痛，逆气上冲不适，上穴加重拿肩井、曲池、合谷。经治疗后热退，药疹退，不作痒，但仍觉胃部不适，去上穴，加摩中脘，按揉脾俞、胃俞。

12月31日诊：今日未发热。

2012年1月1日诊：未发热，精神好，面色转红润泽，双手足变温，加补脾经，苔淡白。

1月7日诊：强的松减至1片。

1月9日诊：体温正常8天，B超复查，脾脏3cm，所有淋巴结均明显缩小，腹部积液消失，诸症消失，停强的松、中药。

按语：患儿开始主要症状为鼻塞咽痛，发热，体温38℃左右，由于本身是痰湿之体，复感受外邪，脏腑不调，内有宿寒，搏于胃气，故令不和，气行壅涩，脾胃之阳受阻，故身重乏无力，脉沉细滑。湿浊郁阻，日久化热，湿热郁蒸中焦，热与湿相搏结而难以透达，出现低热迟迟不退，湿热上蒸，则头痛头晕，舌淡红，苔黄腻。《增释推拿穴位图·中卷·诸热门》曰："百积热者，眼胞浮肿，面黄足冷，发热从头至肚愈甚，恶闻饮食之气，呕吐恶心，肚腹疼痛。"故用补消并行，以健脾利湿运助的治法，经17次治疗低热退，诸症消而获愈。

◎ **案例六**

车某，男，1岁2个月，1985年7月22日初诊。

主诉：发热月余。

现病史：自6月5日感冒，体温37.6℃，5天后体温升到39.6℃，用妙灵丹注射、庆大霉素等，体温不降，改用注射卡那霉素、口服螺旋霉素，10天后体温降至37.6℃，仍精神不振，烦躁不安，在某医院检查血常规，

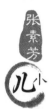

血红蛋白 75g/L，白细胞 12.4×10^9/L，淋巴细胞百分比 21%，中性粒细胞百分比 76%，胸片示肺纹理粗乱，诊断为支气管炎。7月15日静脉输红霉素、维生素 B_2、地塞米松。7月18日体温又回升到39℃。目前患儿精神差，恶心呕吐不止，口渴喜饮，汗出多，小便清长，大便自调，手足心热，睡眠时间短。

查体：体温37.6℃，面色㿠白，口唇苍白，舌淡红，苔淡白厚腻，咽不红，腹胀，两肺呼吸音粗，痰鸣音。

诊断：发热（表里不和）。

治法：疏风清热，和胃降浊。

处方：分手阴阳100次，清天河水300次，推指三关100次，运内八卦100次，推下天柱骨100次，清大肠200次，推涌泉100次。

7月23日诊：推拿后当日下午未发热，夜间体温39℃，咳嗽痰多，纳差，嘴唇触及奶瓶即呕吐不止，上方加补脾经、推脊、摩中脘。

7月24日诊：热退，精神好，晚上很早入睡，整夜安稳，晨起呕出两口痰液，体温37.1℃，上方继推拿1次。

7月25、26日诊：体温37.1℃，白天精神好，呕吐止，纳好，舌红，苔淡白，体温36.8℃，痰消。

共经9次推拿治疗，体温正常，患儿面色正常，体重增加，热退，咳止，查血常规，血红蛋白90g/L，白细胞 9×10^9/L，中性粒细胞百分比60%，淋巴细胞百分比40%，胸片示双肺纹理较前清晰。

按语：由于该儿正气不足，脾肺气虚，外邪入侵，发为感冒夹滞夹痰。病邪由表入里使身体阴阳不调，气血不和，形成支气管炎。发热持续反复，耗气伤阴，故手足心热，精神不振，烦躁不安。又因药物副作用导致脾困不和，胃气上逆，呕吐不止，饮食难进，使病情进一步加重。

患儿证属本虚标实，阴阳失衡，表里不和。推拿先以分手阴阳来平衡阴阳，推指三关疏散外邪，再以清天河水清其内热，运内八卦安神定惊，推下天柱骨及推涌泉止呕吐，清大肠除肺热，加补脾经、摩中脘健脾益气，推脊散余邪，病告痊愈。

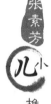

◎**案例七**

奚某，女，5个月20天，1995年12月19日初诊。

主诉：发热4天。

现病史：患儿于4天前开始发热，体温最高达39.3℃，在本院儿科急诊室诊断为上呼吸道感染，静滴先锋霉素、病毒唑4天，目前患儿体温仍39.4℃，不出汗，咳嗽，咽干，烦躁不安，身乏无力，纳减，小便正常，大便不干，睡眠不安。患儿素有高热惊厥之疾，有时体温37℃就发生惊厥，曾作脑电图、脑CT检查排除癫痫及脑部其他实质性病变，自8月4日起由笔者每日推拿1次，每周5次，连续1个半月，自后患儿虽发热但不抽搐，家长非常感激，因本次发热体温高并持续不退怕再引起惊厥，故来诊。

查体：精神一般，面色红，声浊音低，息粗气热，咽红，双侧扁桃体Ⅱ度肿大，体温39.3℃，腹胀，手足不温，心肺正常，舌质红，苔薄黄，指纹红至风关。

中医诊断：发热（寒闭发热）。

西医诊断：上呼吸道感染。

治法：解表发汗。

处方：分手阴阳300次，清天河水1000次，清五经

500 次，推下天柱骨 500 次，摩百会 300 次，摩中脘 1000 次。

12 月 20 日诊：今晨体温 36.2℃，经推拿后半夜开始退烧，今晨仍咳嗽，有痰，食不进，二便正常，睡眠好转。上方去清天河水、清五经，加清肺经 300 次、平肝经 200 次、揉掌小横纹 300 次，加掐揉少商、揉膻中、开璇玑 3 遍。

12 月 21 日诊：咳嗽减轻，体温正常，上方继续推拿 1 次。

12 月 22 日诊：咳嗽减轻，痰已易咳上，但不会吐，上方继推拿 1 次。

12 月 23 日诊：咽红退，咳嗽愈，胃口开，能自己玩耍。

按语：患儿高热不退，汗不出，咳嗽咽干，烦躁不安，腹胀，手足不温，气粗息热，同时身乏无力，纳减为主要表现。因受寒邪内侵，是值第 4 日，寒邪已传入足少阴之脉，足少阴之脉络胃过咽，故腹满、嗌干、咽红，因寒气伤阳，故手足不温，治则可汗而发之，治法宜解表发汗为主。

风热内动用分手阴阳调和气血，清天河水、清五经防惊风抽搐。《幼科发挥·急惊风》中说："急惊风者，肝风甚而心火从之。"《幼科铁镜》阐明发惊之由兼治惊之法，认为热盛生风，风甚生痰，痰甚生惊。急惊风由外感时邪或食积瘀滞肠胃，生湿酿痰引发肝风，发为惊风，故镇惊平肝息风，消积导滞为主，故用清肺经和平肝经。

◎案例八

于某，男，2岁，2006年3月10日初诊。

主诉：高热2天。

现病史：因伤食而致发热，39℃左右，呕吐，每日4～5次，呕吐物为不消化食物，味酸臭，纳呆，不喜饮。平时大便干，近2日未排便，小便正常，夜眠一般。自给臣功再欣、肯特令等药，症状未减，故来诊。

查体：体温39.3℃，舌红，苔淡黄，咽红，扁桃体Ⅱ度，指纹紫滞，腹胀。

中医诊断：发热（食积内停）。

西医诊断：扁桃体炎。

治法：消积导滞，和胃降逆。

处方：清板门300次，清大肠400次，掐揉四横纹各50次，掐揉少商50次，分推腹阴阳100次，拿肚角50次，推下天柱骨300次。

第1次治疗过程中，患儿烦哭不安，清板门、清大肠后拒推，坚持要回家，家长只好作罢。

3月11日诊：呕吐明显减轻，大便1次，质干硬，量多，昨天下午体温37.3℃，按上方继治疗1次，推拿时能安静配合。

3月12日诊：热退，呕吐止，精神好，能进食，查体温36.8℃，舌红，苔薄，扁桃体消肿、红减轻。

按语：本病因饮食不节，食滞胃肠，食积不化，气失和降，气郁化火，里热炽盛，胃气上逆引起发热呕吐，腑气不通，现腹胀便秘。

治宜消积导滞，和胃降浊。清板门、掐揉四横纹能健脾和胃，消食化滞，运达上下之气，清大肠、拿肚角清热

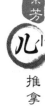

张素芳
小儿推拿医案选

除湿通便，推下天柱骨降逆止呕。这就是《景岳全书·杂证谟》中"及新暴之病，自宜消伐"的消法对体实患儿的临床应用。

◎案例九

薛某，男，6个半月，2003年11月6日初诊。

主诉：发热半日。

现病史：发热，体温37.5℃，流清涕，不喜饮，无呕吐、腹泻，小便清长。

查体：舌质淡，苔薄白，指纹淡红至风关，手冷。

诊断：发热（外感风寒）。

治法：祛风解表。

处方：四大手法各20次，分手阴阳100次，清天河水300次，摩中脘300次，分推肩胛骨100次，按揉风门、肺俞各100次，拿肩井5次。

11月7日诊：精神好，流涕明显减少，今上午体温36.7℃，按上方继续治疗1次。

按语：本案仅是低热、流清涕，故为风寒之邪束于肌表，宜祛风散寒，用清天河水手法宜轻，分推肩胛骨、按揉风门、肺俞，加强散寒功能，四大手法、拿肩井轻度发汗解表而病证告愈，用摩中脘健脾和胃，增强正气。

◎案例十

汪某，男，2个月，2010年8月19日初诊。

主诉：发热1天。

现病史：发热，体温最高38.4℃，喷嚏，流清涕，咳嗽，吃乳时哭闹，夜眠不安，小便清，大便日4次，质好。

查体：体温38.4℃，精神不振，鼻流清涕，舌红苔薄，指纹不显，腹软不胀，可闻鼻塞音。

中医诊断：伤暑发热。

西医诊断：感冒。

治法：解表散邪。

处方：四大手法［开天门24次、推坎宫24次、运太阳（向耳的方向）48次、揉耳后高骨24次］，黄蜂入洞50次，揉外劳宫200次，天门入虎口200次，推指三关200次，摩中脘200次，按揉肩井20次。

8月20日诊：推后微微出汗，夜间睡眠安，吃奶时鼻已通气，晨起时体温37.8℃，下午热已退。

按语：因小儿才2个月，体质虚弱，突感盛夏炎热之气，故治疗以解散表邪为主，四大手法以助发汗，黄蜂入洞开鼻窍。

◎案例十一

李某，女，8岁，2010年12月2日初诊。

主诉：发热2天。

现病史：体温39.5℃，流涕，喷嚏，咳嗽有痰，头晕，恶寒，咽痛，纳差，大便偏干，小便正常。

查体：体温40.5℃，双上下肢厥冷，浑身寒战，唇颤，咽红，两侧扁桃体红，Ⅱ度肿大。舌红，苔薄黄，脉弦数。

辅助检查：血常规，白细胞 $14.3 \times 10^9/L$，中性粒细胞79.5%。

中医诊断：发热（外感风热）。

治法：宣散表邪，和解退热。

处方：推三关100次，推指三关300次，分手阴阳500

次，揉小天心 200 次，水底捞明月 300 次，四大手法各 50
次，拿风池、肩井，按揉风门、肺俞、肝俞、胆俞、脾俞、
胃俞各 50 次。

首次推拿毕体温降至 38.9℃。

12 月 3 日诊：前日下午体温回升至 39.1℃，目前恶
心，胃部不适，体温 38.5℃，扁桃体已略消肿，不红。上
方改按揉风门、肺俞、肝俞、胆俞、脾俞、胃俞为捏挤心
俞、肺俞、肝俞、膈俞、胃俞，左右各 1 次，至捏出紫红
瘀斑，捏挤后患儿放声大哭，体表微微汗出。

12 月 4 日诊：热退，体温 37.1℃，患儿精神焕发，情
绪特好，自述刚学完奥数就来了。上方去捏挤，继治疗
1 次。

12 月 5 日诊：仅纳少，昨晚鼻子出血，一切均好。按
上方继续治疗 1 次，以善其后。

按语：患儿高温，流清涕，喷嚏，四肢厥冷，寒邪束
于肌肤，说明该儿太阳虚邪不解，热为寒闭，玄府闭则无
汗恶寒。但其同时出现头晕、恶心、咽痛、大便偏干，说
明表邪未解传入，邪已在表里之间，正邪抗争。故宜宣散
解表，和解退热。故用推三关、推指三关、四大手法，再
重用分手阴阳，按揉肺、肝、胃俞等穴，和解透达少阳经
半表半里之邪。

推拿第 2 天，患儿出现恶心，胃部不适，且体温再次
升高，说明邪入阳明，故将按揉风门、肺俞、肝俞、胆俞、
脾俞、胃俞改为捏挤心俞、肺俞、肝俞、膈俞、胃俞，推
拿后体温下降，说明手法的变换对穴位的刺激起到不同的
作用。

推拿第 3 天，晚上出现鼻衄。此正合《伤寒论》46

条："太阳病，脉浮紧，无汗，发热，身疼痛，八九日不解，表证仍在，此当发其汗。服药已微除，其人发烦，目瞑，剧者必衄，衄乃解。所以然者，阳气重故也。" 202条："阳明病，口燥但欲漱水不欲咽者，此必衄。" 可知阳热随衄而泻。

第三节　咳嗽

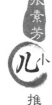

咳嗽是小儿常见的一种疾病。本病一年四季均可发生，以冬春季节发病率高。任何年龄皆可发病，以婴幼儿为多见。发生的原因不外乎外感、内伤两大类。肺失宣肃，肺气上逆是主要病机。临床上咳嗽之因以外感居多，但当前饮食炙煿之火自内攻之也占了一定数量。

外感咳嗽应注意外感诸因的辨别，内伤咳嗽强调累及的脏腑及虚实寒热的区别。外感咳嗽中以风寒为多，其特点是咳嗽、喷嚏、流清涕、鼻塞声重，频唾痰涎。伤热咳嗽会头痛、喉肿、咽干、咳嗽。火邪咳喘上壅涕唾出血。燥邪乘肺者，气壅不利，百节内痛，头面汗出，寒热往来，皮肤干枯，大便秘涩，涕唾稠黏等，此类咳嗽临床有一定数量。咳嗽治则应强调新咳宜散，久咳宜补。新咳多实宜散，久咳多虚宜补。《医学心悟》有"咳之因，属风寒者十居其九"，故初必须发散而又不可过散，不散邪不去，过散气必虚，皆令缠绵难愈。肺属辛金，生于己土，久咳不已伤及肺金。

◎案例一

刘某，男，52 天，2011 年 10 月 12 日初诊。

主诉：咳嗽反复发作 38 天。

现病史：患儿出生后 16 天因新生儿肺炎在某院住院 8 天，经抗生素治疗症状痊愈出院。出院后不久又咳嗽，再入院治疗 8 天，除抗生素、祛痰治疗外，发现患儿黄疸未退又给茵栀黄口服液。目前，患儿偶尔咳嗽，吃奶、喝水时易呛。吃奶好，大便次数多，每块尿布均有屎，小便黄，睡眠好（患儿系 38 周早产儿）。

查体：发育正常，面色略黄，额下、眼周及鼻周皮色黄，舌淡红，苔薄黄，指纹淡紫，黄疸指数 8（正常值 6），两肺呼吸音粗，偶闻痰鸣音。

中医诊断：①咳嗽（风热）。②黄疸。

西医诊断：肺炎

治法：培土生金。

处方：分手阴阳 50 次，补脾经 300 次，清大肠 300 次，运内八卦 200 次，清肺经 300 次，开璇玑 50 次，摩中脘 300 次，揉气海 100 次，分推肩胛骨 100 次，按揉风门、肺俞、厥阴俞、脾俞、胃俞、大肠俞各 50 次，推上七节骨 100 次。

10 月 13 日诊：仍吃奶、喝水时易呛，口中吐沫，大便日 3 次，小便已不黄，额下、眼鼻周围黄退，面较显干净。

10 月 17 日诊：经 5 次治疗后，已不呛咳，吃奶粉有力，精神好转。

◎案例二

易某，男，2 岁 10 个月，2006 年 9 月 26 日初诊。

主诉：咳嗽 2 个多月。

现病史：患儿因咳嗽于 2006 年 8 月 3 日入住某院儿科

病房，诊断为支原体肺炎，输液 16 天，主要用药青霉素、阿奇霉素等，出院时支原体转阴，症状仍不减。每天睡前及早晨咳嗽尤甚，临睡时鼻塞、鼻涕倒流，喉中痰鸣，容易咳醒。纳好、喜饮、小便黄、大便干，睡时出汗多。

查体：精神好，面色黄，舌红，苔中黄厚，咽不红，指纹紫滞，两肺呼吸音减弱，未闻及湿啰音。

中医诊断：久咳（痰浊阻肺）。

西医诊断：支原体肺炎。

治则：攻补兼施。

治法：宣肺通窍，止咳化痰。

处方：分手阴阳 200 次，清板门 300 次，清肺经 200 次，揉外劳宫 100 次，揉风池、肺俞、厥阴俞、风门各 50 次，分推肩胛 200 次。给予吴茱萸粉做成的小饼，厚薄大小如一角硬币，临睡时贴患儿双涌泉穴，晨起取下。

9 月 29 日诊：诸症痊愈。

◎案例三

庄某，男，40 天，2008 年 12 月 5 日初诊。

主诉：咳嗽加重 10 天。

现病史：患儿因二级粪便污染而剖宫产，出生后第 2 天出现轻微咳嗽，10 天后咳嗽加重，呼吸不畅，喉间痰鸣，吃乳无力并进乳少，剧哭，仰头挺胸，声嘶有力，曾在某医院拍胸部正位片，意见为"新生儿肺炎"，给口服希刻劳 7 天，静滴阿奇霉素 3 天，症状减轻，3 天后又因感冒上述症状重现，再次住入该院新生儿病房，给予抗生素、维生素 D、维生素 B_6、喜炎平等，静脉点滴 12 天出院。目前仍咳嗽，有痰，尖叫啼哭，吃奶差，大便每日 3~4 次，质稀，色暗绿，腹胀，睡眠差。

查体：营养发育一般，面色晦黄，舌红，苔淡白，指纹淡紫至风关，两肺呼吸音粗，有痰鸣音，腹胀。

辅助检查：血常规正常，大便常规无异常，胸部 X 光正位片示两肺有片状影。

中医诊断：咳嗽（风热痰浊）。

西医诊断：新生儿肺炎。

治则：实则泻之。

治法：健脾理气化痰，佐以安神镇惊。

处方：掐揉印堂 10 次、山根 10 次、人中 10 次、承浆 10 次，摩囟门 50 次，分手阴阳 100 次，捣小天心 49 次，清板门 300 次，补脾经 200 次，平肝 100 次，清肺经 200 次，运内八卦 100 次，揉中府、云门各 200 次，摩中脘 200 次。

12 月 6 日诊：白天、夜间啼哭明显减少，一天咳嗽 2～3 次，睡时仍咳。

12 月 8 日诊：诸症明显减轻，前方去掐揉印堂、山根、人中、承浆，加清补脾经 300 次，清肺经 300 次，按揉肺俞、厥阴俞、脾俞、大肠俞各 50 次。

12 月 12 日诊：情绪稳定，能自笑，吮乳力量较前增强，睡眠时间长并且安静，前方继续推拿治疗。

12 月 14 日诊：母述偶尔咳嗽，大便日 1 次，色黄，精神好，面色红润并丰满，两肺呼吸顺畅，无明显痰鸣音。

按语：以上三例患儿或因早产，或因久病，肺气不足而生咳嗽，呼吸不畅，痰不能咳出，痰浊久留。久咳正气愈亏，子病及母，致肺脾两虚，正如《素问·咳论》中所说"微则为咳，甚则为泄"。大部分年龄较小的患儿咳嗽日久，都伴有不同程度的腹泻。肺虚肝木刑金，造成昼夜啼哭，躁扰不宁，寒热错杂，虚中夹实。

治久咳宜从脏腑辨证。首宜安神镇惊，再配健脾和胃，最后宣肺化痰。培土以补脾经、摩中脘为主；清肺经、揉中府、云门，以宣肺气；清肝经、运内八卦，以宽胸理气、止咳化痰；掐揉印堂、山根、人中、承浆，摩囟门，以升阳提神；分手阴阳加捣小天心调阴阳、安心神，以助安眠。诸法合用，使痰鸣得除，大便正常，睡眠安稳而获愈。

◎案例四

谢某，男，5岁半，2005年10月7日初诊。

主诉：咳嗽加重2周余。

现病史：因气候转变而致咳嗽加重，目前咳嗽有痰不易吐，并经常清嗓子，喉中阶阶有声，纳差，大便偏干，小便正常，已在附近医院静滴头孢类药6天，但诸症无明显改善，故来诊。在与家长交谈中得知：患儿2004年10月患心肌炎，在省立医院住院治疗月余，症状改善出院，自后患儿体弱多病，往往送幼儿园一周必感冒，感冒后即咳嗽、胸闷、气短、善叹息，必须休息3周，好转后，又送幼儿园，如此反复，近1年，几乎月月输液，然后服中药调理，患儿脾气大，不顺心时爱哭闹，夜间睡眠时间短，睡时咬牙。

查体：面色略白，精神可，口内略有臭味，两肺呼吸音粗，未闻及干湿啰音，咽红，右侧扁桃体Ⅰ度肿大。按脘腹部略胀。舌红苔黄腻，脉滑数，指纹紫滞至气关。

中医诊断：体虚感冒（邪毒留恋，营卫不和）。

西医诊断：反复呼吸道感染。

治法：养阴清热，调和营卫。

处方：分手阴阳 100 次，捣小天心 49 次，清板门 500 次，补脾经 200 次，掐心经 30 次，清肺经 300 次，掐少商 50 次，补肾经 100 次，摩心前区 300 次，摩肺俞、厥阴俞、心俞各 300 次，揉扁桃体外方 200 次。

疗程：30 次，每周 6 次，每日 1 次。

10 月 8 日诊：精神可，纳差，气息粗，活动后气短，大便仍干燥，呈黑褐色。按上方加推大肠 300 次，连续治疗。

11 月 2 日诊：家长述喉间吤吤声已除，气短、叹息已消失，纳增，面色红润，爱活动，体格明显强壮。

12 月 2 日，因其堂弟咳嗽来诊所，家长说患儿已上幼儿园 1 个月了，这次全家人轮流感冒惟他未染，家长说没想到小儿推拿疗效这样好。

按语：《素问·咳论》中提出“五脏六腑皆令人咳”，又曰，“心咳之状，咳则心痛，喉中介介如梗状，甚则咽肿喉痹”。

心肺同居上焦，患病最易相互稽染。小儿肺脏娇嫩，外感风热邪毒从鼻咽而入，内舍于心，留而不去，致使血流不畅，气滞血瘀而发胸闷、心悸，或因久病，心气不足，血行无力，影响肺气宣降，肺气不利而发咳嗽、咽喉不利。

本例患儿素有“心肌炎”病史，心气损耗未得恢复，加之频繁应用抗生素造成卫气虚损，不能外御而易感。心气不足，宗气不展，进而影响肺气宣发肃降，故发咳嗽，喉中吤吤有声，并胸闷气短、善叹息。肺失肃降以致浊气停滞，大肠之气不得下行，故便秘。心气不足而致肝气失调，故脾气急躁爱哭闹等。治病必求于本，根据《素问·

咳论》中提到"治脏者治其俞，治腑者治其合"之理，在患儿的治疗中，摩心前区、肺俞、厥阴俞、心俞很重要。

此案说明，咳嗽一疾，不仅仅是肺脏本身的问题，还要考虑他脏致咳的情况，故而在治疗时要扶正祛邪，后遗症期或恢复期须辨证施治。

◎案例五

卢某，男，2岁5个月，2011年9月15日初诊。

主诉：患儿咳嗽加重2天。

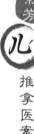

现病史：9月13日因发热39.1℃，咽充血，双侧扁桃体大，诊断为"感冒""急性扁桃体炎"收入院。入院查血常规：白细胞 $18 \times 10^9/L$，血红蛋白109g/L，淋巴细胞百分比15.9%，肝功正常，乙肝五项阴性，心肌酶正常，支原体抗体弱阳性，给予阿奇霉素、头孢呋辛钠抗感染，配合营养支持治疗，患儿体温下降，血常规正常，家长要求出院。目前症状：剧咳，精神不振，纳差，大便2天1次，小便黄，夜眠不安，出汗多，从头到腰部衣被湿透。

查体：体温37.4℃，咽红，扁桃体大，双肺呼吸音粗，未闻及干湿啰音，心率95次/分，心律齐，舌红苔淡黄，脉浮滑。

中医诊断：咳嗽（风热）。

西医诊断：支原体肺炎。

治法：解表疏风，和顺三焦。

处方：分手阴阳300次，天门入虎口500次，清板门500次，补脾经500次，运内八卦300次，揉肾顶300次，揉膻中300次，摩中脘300次，分推肩胛骨100次，揉风门、肺俞、厥阴俞、脾俞、胃俞各50次。

9月16日诊：白天咳嗽轻，夜间咳嗽多，无痰，纳好转，仍出汗多，睡眠有改善。

9月22日诊：共经6次推拿，夜间已不咳嗽，幼儿园老师反应胃口好，偶尔咳嗽，夜间已不出汗。

按语：患儿剧咳，低热，大便偏干，小便黄，精神不振，纳差，出汗多，乃外感发热后，耗气伤阴，余邪未尽，肺脾两虚，故用发表利肺，顺助其气，和调三焦，益胃生津。重用天门入虎口以及揉风门、肺俞轻解其表。清板门、补脾经、摩中脘以及揉脾俞、胃俞和调脾胃。经治症状基本消失。

◎案例六

张某，女，3岁5个月，2005年11月14日初诊。

主诉：咳嗽45天，加重1个月。

现病史：45天前开始发热、咳嗽，在某院输液9天，静注头孢曲松加其他（药名不详），9天后，改用口服抗生素加中成药，症状减轻停药，不久又犯咳嗽，有痰，纳呆，不喜饮，大便每日1次，小便正常，睡眠不安，已服中药20余剂，效果不明显。

查体：精神可，面色黄而无泽，舌红，苔淡黄，咽红，扁桃体不大，两肺呼吸音粗，有痰鸣音，腹胀。

中医诊断：咳嗽（肺脾气虚，痰浊内生）。

治法：健脾益气，清肺化痰。

处方：补脾经500次，清板门500次，清肺经500次，运内八卦200次，掐少商100次，摩中脘300次，摩气海200次，按揉天突100次，揉中脘100次，按揉风门、肺俞、厥阴俞、脾俞、胃俞各50次。

11 月 17 日诊：咳嗽明显减轻，痰易咳出，纳明显好转。

11 月 18 日诊：咳嗽声几乎不闻。

11 月 25 日诊：咳嗽已愈，食欲增，喜饮，二便正常。

按语：本案小儿咳嗽时间较长，有痰而不会自咯，纳呆，精神不振。概因素体脾虚，痰湿从脾胃滋生，上渍于肺，痰湿内停，肺失宣肃而为咳。脾失健运，故不思饮食。治疗应健脾以燥湿，清肺以祛痰。用摩中脘、揉中脘以除胃中滞气，然后摩气海，按揉风门、肺俞、厥阴俞使脾胃健运，达到培土生金的作用。按揉风门、肺俞、厥阴俞疏风散邪；清板门、清肺经清降胃气，宣发肺气，畅通上下；运内八卦、按揉天突、掐少商促排痰、利咽喉。

◎案例七

赵某，女，2 岁 5 个月，2007 年 3 月 31 日初诊。

主诉：咳嗽 10 余天，加重 1 天。

现病史：患儿 10 余日来断续咳嗽，3 月 29 日夜间突然发热，体温 39℃，经附近医院诊治，口服西药退热，次日体温略低，咳嗽加重，时有腹痛，纳差，大便 3 ~ 4 日 1 次，质干量少，小便黄，睡眠不安，鼻有鼾声。

查体：精神可，面色㿠白，舌红苔白腻，指纹淡紫至风关，咽略充血，扁桃体Ⅰ度肿大，双肺呼吸音粗，可闻及干啰音。

胸部正位片示双肺纹理增粗，心脏未见异常。腹部 B 超显示腹腔内 2 ~ 3 个 1.0cm × 0.6cm 大小低回声，边界清。结论：肠系膜淋巴结肿大。

中医诊断：①咳嗽。②腹痛。

西医诊断：①支气管炎。②肠系膜淋巴结炎。

治法：宣肺止咳，理气通滞。

处方：分手阴阳 100 次，清板门 300 次，清大肠 200次，清肺经 300 次，清肝经 300 次，运内八卦 100 次，揉掌小横纹 100 次，揉二马 100 次，分推膻中 200 次，揉乳根、乳旁、肺俞、厥阴俞各 50 次。吴茱萸膏贴双涌泉穴。

4月1日诊：当夜热退，仍咳嗽、腹痛。

4月4日诊：经 4 次治疗，咳嗽明显见轻，面色转润，腹痛消，食欲大增，大便日 1 次，质不干。

按语：本有里热积滞，咳嗽已久，正气将虚，又复感外邪致发热，鼻中有涕、咽红、扁桃体大、便秘等。证属实证转虚，首先要用清大肠、清板门清除里热，理气通滞；继用清肺经、分推膻中，以及揉乳根、乳旁、肺俞、厥阴俞理气宽胸；再用分手阴阳、运内八卦、清肝经、揉二马对久病养阴益气，止腹痛。

◎案例八

某患儿，男，7 个月，1993 年 5 月 5 日初诊。

主诉：咳嗽反复发作 4 个月余。

现病史：患儿系双胞胎，自出生后体质差，经常呛咳、呕吐，唇青，本院儿科诊断为"支气管炎"，经中西药物治疗好转，但经常反复，后去某院儿科诊断同前，给口服小儿止咳糖浆、强力霉素，日 3 次，暂见效，最近 1 周又出现咳嗽有痰，吃乳少并吸乳无力，大便日 3 ~ 4 次，色黄绿，消化不良，无明显酸臭味。

查体：精神尚可，面色略青，山根青，舌红苔淡白，指纹青紫滞至风关。咳嗽声深有痰鸣，呼吸粗，两肺呼吸音粗，有干性啰音，左下胸有中水泡音。体温 37.1℃，腹胀。

辅助检查：胸部 X 线检查可见两肺纹理增粗。

中医诊断：久咳（气虚咳嗽）。

西医诊断：慢性支气管炎。

治则：扶正祛邪。

治法：健脾理气，止咳化痰。

处方：分手阴阳 100 次，补脾经 500 次，清补肺经 500 次，运内八卦 100 次，分胸阴阳 300 次，开璇玑（用煮熟的鸡蛋乘热开璇玑法的路线在胸部操作至蛋凉为止），按揉风门，按揉肺俞各 300 次，拿肩井 30 次。

共经 8 次治疗，患儿咳嗽基本好转，咳声畅，吸乳好转，精神大增，建议每月进行 1 周治疗，连续 3 个月，患儿身体增长快，咳嗽未再发作。

按语：患儿主要表现为咳嗽反复发作，素体较弱，易感受外邪，疾病迁延，留恋不解，正气虚弱，病机为正虚邪恋，因而反复发作。长期咳嗽的患儿护理尤其重要：①患儿需经常调换卧位或抱起扶拍其后上背部，使呼吸道分泌物易于排出。②保持室内空气新鲜，温度和湿度适宜。③乳母适当增加营养。

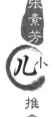

张素芳 小儿推拿医案选

◎**案例九**

王某，男，3 岁，2005 年 11 月 25 日初诊。

主诉：咳嗽半月，发热 2 天。

现病史：近半月来咳嗽反复发作，已在本省两家西医医院诊断为"支气管肺炎""支原体感染"。经静滴青霉素 5 天、静滴阿奇霉素 7 天、服中药 5 剂，目前仍咳嗽，嚏喷清涕，纳呆，大便日 2 ~ 3 次，小便正常，睡眠可。

查体：体温 37.9℃，舌红苔薄黄，咽红，指纹紫滞，两肺呼吸音粗，右下肺可闻及细湿啰音。

中医诊断：风寒咳嗽。

西医诊断：支气管炎。

治法：温阳散寒，宣肺止咳。

处方：清板门 600 次，平肝 100 次，清补肺经各 300 次，揉掌小横纹 300 次，揉小横纹各 100 次，揉外劳宫 500 次，摩中脘 300 次，揉风门 300 次、肺俞 300 次。

11 月 26 日诊：推拿后嚏喷、流清涕已止，目前仍咳嗽有痰、纳差。上方加补脾经 500 次。

共 4 次治疗后纳增，惟偶尔咳嗽。两肺呼吸音清晰。

按语：客者除之，本案用清肺经、揉风门散解风邪；又以补肺经、脾经，揉肺俞以敛肺气，以防正气走泄；加揉小横纹、掌小横纹以开胸散积化痰涎。小儿患病容易，但因体属纯阳，用法得当，易趋康复，这也是小儿推拿特点之一。

◎ **案例十**

赵某，女，5 岁，2001 年 1 月 4 日初诊。

主诉：咳嗽 10 余天。

现病史：每临睡前醒后剧咳，并作呕，有时呕出胶黏色白块液，后咳平息，纳好，不知饥饱，不断要吃，小便正常，大便日 2 次，黏腻色绿，夜眠一般，呕吐后能睡。

查体：精神可，面色略黄，舌红苔黄腻，指纹紫滞，腹胀，两肺呼吸音粗，痰鸣音。

中医诊断：咳嗽（寒积咳嗽）。

治法：消积降逆，宣肺祛痰。

处方：揉板门 300 次，清大肠 200 次，运内八卦 200 次，补脾经 200 次，清肺经 300 次，掐揉四横纹各 200 次、小横纹 200 次，摩膻中、中府、云门各 100 次。

治疗第 1 次，清板门推约 10 分钟后，咳剧呕吐，色白黏厚，吐痰及黏液一掌心。第 2 天晨又吐 1 次，量多，还是黏稠，但咳嗽次数减少，精神活泼。经 4 次治疗，基本不咳嗽呕吐，大便日 1 次，色黄，质稠，两肺闻及少量痰鸣音。

按语：食滞气郁凝滞，胃气上逆，故呕吐厚腻黏，肺气不降，咳声连续。由于贪食饮寒，故肺寒，患儿已混合喂养，但母乳充沛，其乳母喜食冷饮水果，每天大量寒食，故其乳汁偏寒，因是寒饮食入胃，从肺脉上至于肺则肺寒，肺寒则内外合邪，出现呕黏腻色白，而患儿本身胃纳好，难免积食咳吐。大便色绿亦为寒象。《黄帝内经》中称此为肺咳，但其根源在肠胃，胃气上逆，肺无降路，痰涎壅滞，阻碍呼吸，则咳剧作。治宜消积降逆，宣肺祛痰。揉板门、清肺经治肺咳；掐揉四横纹、小横纹消积除痰；摩膻中消积痰、助脾胃健运；清大肠除积通滞；摩中府、云门开宣肺气。

张素芳
小儿
推拿医案选

◎ 案例十一

赵某，男，1 岁 1 个月，2007 年 3 月 29 日初诊。

主诉：咳嗽 4 个月，发热 1 天。

现病史：患儿反复咳嗽 4 个月，白天轻夜间重，有痰。已服中药 10 余次，痰略少，一天前开始发热，体温 38.1 ~ 39℃，伴鼻塞，流清涕，流泪，夜眠不安。

查体：精神可，面色白，唇红，舌淡红，苔薄白，指纹紫滞，体温 38.4℃，两肺呼吸音粗，双上肺有干啰音。

中医诊断：咳嗽（内伤兼外感）。

治法：散寒解表，健脾补肺。

处方：四大手法各 50 次，平肝清肺 200 次，清板门 100 次，运内八卦 200 次，推八道 200 次，揉膻中 50 次、乳旁 50 次，按揉肺俞、厥阴俞各 50 次。

3 月 31 日诊：经推拿热退，咳嗽见轻，第 2 次推拿后又开始流清涕，咳嗽较前重，有痰。大便 1 次，有不消化物，烦躁不安。查体：体温正常，右腮红，舌红，苔白厚，指纹淡青，两肺呼吸音粗。

处方：分手阴阳 100 次，补脾经 200 次，清肺经 200 次，运内八卦 200 次，揉二马 100 次，揉掌小横纹 100 次，揉膻中 50 次，揉肺俞、脾俞、肾俞各 50 次。

4 月 2 日诊：咳嗽已明显见轻，痰少。

4 月 4 日诊：咳嗽愈，消化正常，食欲增强，睡眠好。两肺呼吸音清晰，治疗同上。

按语：患儿发热 1 天，症状符合新感寒邪。因咳嗽 4 个月，久病咳嗽肺气已虚，肺虚则风寒之邪乘虚而入，故为发热，流清涕，面色白，日轻夜重，为风寒外束，痰湿内阻，肺脾不足。先用清板门、清肺经、四大手法，但因清宣太过太早，发散太过，肺气更虚，故出现当时热退、咳嗽见轻，第 2 天又流清涕，咳重，故久咳肺气虚，还是应该补脾土以生肺金，改方后效果明显。

第四节　哮喘

哮喘是小儿常见病，以发作性喘鸣气促，呼气延长为特征。发作时喘促气急，喉间痰吼，哮鸣，呼气延长，吸气困难，甚则摇身撷肚、张口抬肩、口唇青紫等。哮喘发生的病因，一般认为痰饮留伏为内在的夙根，感受外邪、接触异物异味等常为触发因素。主要病机为积痰积久生热，痰气交阻，闭拒气道，肺失宣肃，肺气上逆。

综合历代医学家的观点，本病伤及的主要脏器为肺，涉及脾、肾，并会累及心。哮喘发作期病在肺实，以邪实为主，病久则正气不足，常表现为肺脾肾气不足，阴阳错综现象。故治疗已发以祛邪为主，治疗未发以扶正为主。

◎案例

王某，男，4岁半，2011年10月12日初诊。

主诉：哮喘反复发作4年余。

现病史：患儿出生2个多月时出现哮喘症状，在当地医院住院治疗，哮喘症状缓解。2岁后哮喘频发，症状加重，在济南军区总院治疗，每年住院7～8次，2009年11月开始喷激素，今年9月又复发，在济南军区总院住院10天，症状得到控制后出院。日前咳喘得到控制，每天喷2次辅舒酮，身体虚弱，纳差，夜间汗多，多动，睡眠时间少，入眠困难，为预防哮喘反复发作，提高身体素质，要求推拿治疗。

过敏史：沙丁鱼、粉尘、冷空气均能诱发哮喘。父母均有哮喘史。

查体：发育营养一般，精神好，面色㿠白，双眼下睑有紫红色眼袋，舌红苔淡白，脉滑数，双肺呼吸音粗，偶闻痰鸣音，未闻及哮鸣音。

中医诊断：哮喘（肺脾气虚）。

西医诊断：哮喘缓解期。

治法：宣肺健脾补肾。

处方：分手阴阳 200 次，补脾经 600 次，清肺、补肺各 500 次，补肾经 300 次，揉中府 100 次、云门 100 次，开璇玑 50 次，揉定喘、风门、肺俞、厥阴俞、脾俞、肾俞各 150 次。每日 1 次，一疗程 30 次。

10 月 14 日诊：推拿 2 次后睡眠平稳，纳一般，二便正常，推拿同前。

10 月 25 日诊：昨开始轻微流清涕，黑眼圈较重，夜间兴奋不睡，一般到 23 点后才睡；前方加捣小天心 49 次，摩心俞 300 次。

10 月 26 日诊：睡眠安稳。

10 月 29 日诊：夜间哮喘发，持续半小时，家长按白天用的方法自行处理半小时，哮鸣音消失，渐入睡。

11 月 3 日诊：面色白中透红有光泽，精神好，能正常上幼儿园。

11 月 4 日诊：昨日其父想加强其活动量，夜间带其外出活动 20 分钟，回家后其母发现其心率快，测体温 38.3℃，头晕，胃部不适，半夜哮喘发，家长给揉定喘穴半小时，喘止。查体：体温 40.5℃，面色㿠白，昏昏欲睡，精神差，呼吸音略粗，脉滑数。

处方：清天河水 1000 次，水底捞明月 400 次，揉大椎、定喘各 500 次，清肺经 300 次，清板门 500 次，捏挤肺俞、厥阴俞、心俞、脾俞至瘀紫为度。

11月15日诊：体温36.8℃，精神活泼，家长说自出生以来第一次来住院没用抗生素。

11月29日诊：哮喘未发，体重增加，身高由117 cm增至119cm。

按语：黄元御云："脾土主己土东升，则木火生长，戊土西降，则金水收敛"，说明临床应用五行相生的原理，皆以气，以气助长生理功能，而土为四象之母，实能生四象，四象合而言之不过阴阳，阴阳合而言之不过中气变化耳。

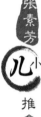

本案主要因肺病反复发作，损及脾肾，故出现肺脾气虚、肾阳不足等影响生长发育的表现。肺脾气虚，腠理不密，真气虚而邪气实，内有壅塞之气，外有非时之邪，为发病的主要原因。治则：固本散邪。治法：先天后天并重，健脾益气，补肾固摄。应用扶正治疗哮喘缓解期的目的是增强患儿体质，提高免疫功能，防止反复发作。处方中补脾经、揉脾俞扶助中气，培土生金；以清肺经清泄肺火；以开璇玑理气止咳；以揉肺俞、脾俞、肾俞加强本脏的正气。通过近2个月的治疗得以临床痊愈，为巩固疗效建议每周保健推拿2次。2013年10月因病来诊随访，目前患儿再没有出现哮喘症状，生长发育正常，已上小学二年级，从未请过病假。

第五节　肺炎

肺炎是儿科最常见的疾病之一。本病多发于冬春寒冷季节及气候骤变时。按病理改变可分为一般性支气管肺炎和间质性肺炎两类。

由于婴幼儿呼吸系统发育不全，气管、支气管管腔狭窄，黏液分泌少，纤毛运动差，肺弹性组织发育差，血管丰富，易于充血，间质发育旺盛，肺泡数少，肺含气量少，易为黏液堵塞。同时，在此年龄阶段免疫能力弱，防御功能未充分发展，故容易发生本病。

该病属中医"风温""喘咳"范畴，中医学认为小儿形气未充，脏腑娇嫩，抵抗力差。肺又为娇脏，易为风邪所袭，使肺络失宣，气道受阻，则病咳喘，风邪有夹寒、夹热不同，可产生风寒闭肺或风热闭肺，其中风热闭肺最为常见。

◎案例一

邹某，男，7个月，1999年6月3日初诊。

主诉：咳嗽4个月余。

现病史：患儿4个月前因患"肺炎"住进山东医科大学附院儿科病房，给予青霉素类药静脉点滴，因过敏改口服药（具体药物不详），住院半个月咳嗽症状不减，随后出院，又去省立医院、儿童医院就诊。4个月咳嗽未间断，目前仍咳嗽，喉间有痰，呕吐，呕吐物为白色泡沫黏液，纳差，夜间出汗多，睡眠不安，夜啼。

查体：面色萎黄，舌质暗红，流涎，苔黄腻，略厚，咽不红，指纹紫红滞至风关，腹胀，体温 37.1℃，两肺呼吸音粗，双肺底偶可闻及湿啰音，全身皮肤粗糙。

诊断：肺炎（痰涎阻滞）。

治法：清肺化痰。

处方：分手阴阳 100 次，清肺经 300 次，清板门 300 次，清肝经 200 次，运内八卦 100 次，分推膻中 100 次，揉乳旁 200 次，摩中脘 300 次，分推肩胛骨 50 次，按肺俞、厥阴俞、脾俞各 50 次，按揉丰隆 200 次，推涌泉 100 次。

6 月 8 日诊：经 4 次推拿治疗后已不呕吐痰液，食欲增加，精神好，继续推拿治疗。

6 月 16 日诊：患儿因前天气候出现突然转冷，早晨又有轻微咳嗽，并小便频，量少，尿液清，大便正常。推拿取穴：上方加推指三关 100 次，揉外劳宫 50 次。

按语：《素问·咳论》云"脾咳不已，则胃受之，胃咳之状，咳而呕。"此患儿咳嗽，喉间有痰，伴呕吐，应属胃咳。故治疗应以和胃降浊，清肺化痰。以清板门、揉乳旁、摩中脘、按脾俞、按揉丰隆健脾和胃，化痰助运。以清肺经、清肝经、分推膻中、分推肩胛骨、按肺俞及厥阴俞清肺经郁热，宽胸理气。

◎案例二

于某，女，4 个月，1965 年 3 月 11 日初诊。

主诉：咳嗽痰鸣 4 天。

现病史：患儿因发热咳嗽，住入本院儿科病房 2 周，经服中药及肌肉注射青霉素等治疗，患儿烧不退，喉间痰多，不会吐，近几天面赤，先是烦躁不安，后又迷糊昏睡，不吃乳，能喝点水，喉间痰鸣，流黄涕，双目黄色分泌物封眼，大便 4 天未排，小便黄少，因灌中药困难，自动出院，经本院大夫介绍邀笔者治疗。

查体：患儿面色红赤，精神不振，双眼多眼眵，鼻流黄涕，唇红，咽红，气促，鼻翼扇动，两肺痰鸣音，偶闻细小湿啰音，心律偏快，心音低钝，声息粗。腹胀，体温

38.3℃，舌红，苔黄厚腻，指纹紫至气关。

辅助检查：血常规：白细胞的总数 15×10^9/L，中性粒细胞百分比 80%；胸部 X 片示：两下肺有少量大小不等的点状阴影；鼻咽分泌物涂片未查出致病菌。

诊断：支气管肺炎（痰热壅肺）。

治法：祛风清热，开窍涤痰。

处方：分手阴阳 100 次，推五经 200 次，掐心经 30 次，清大肠 200 次，掐肝经 30 次，掐老龙 300 次，清天河水 300 次，运内八卦 50 次，分推肺阴阳 100 次，推下膻中至中脘 100 次，分推肩胛 100 次，按揉肺俞、厥阴俞、心俞各 30 次，按揉百会 50 次，四大手法各 30 次，并令用乏茶水洗目。

3 月 12 日诊：精神状态好转，喉间痰鸣减少，有食欲，仍大便不通。按原方继续推拿 1 次。效果：大便已通，面色转润，小便通利，体温正常，家长很高兴，要求继续推拿。

共经 7 次治疗，症状消除，血常规检测正常，两肺痰鸣音消失，建议休息一段时间再行 X 片检查。

按语：本例患儿主要表现为肺热壅盛，其病因系感受风湿之邪，其病机为外邪袭肺，宣肃失司，引动伏邪，壅塞气道而致肺气失降，因痰迷心窍故昏睡不醒，其治则为有余拆之，故宜祛风清热，开窍涤痰为主。

痰热闭肺在发生和发展过程中转归不同，严重时可出现心阳虚或内陷厥阴，必须配合适当的抢救措施，以免延误病情。肺炎的保健与预防：①加强婴儿体格锻炼及细心护理，多晒太阳，经常到户外活动。②及时添加辅食，培养良好的饮食习惯。③预防佝偻病及营养不良是预防肺炎的关键。

第六节　暑热症

本病多因小儿阳气未充，阴气未盛，不能适应夏季特殊气候环境，暑邪外侵，元气不足，暑湿蕴郁化热，损伤津液所致。临床表现为不规律发热而不退热，有的发热持续2~3周，根据气候的变化，气候愈热，发热愈甚，头身多热，四肢较凉，足部尤冷，口渴多饮，尿多清长，汗闭或有微汗，食欲不振，大便、消化不正常。

治疗以清宣泄热，养阴生津，益气扶正为主。在清宣泄热中，着重宣肺气，泄内热，但不可太过，太过会使津液受伤，则内热更甚。在养阴生津中，着重养胃阴，存津液，小便多是下元虚冷的表现，可温阳补肾。常用处方：清板门，清肺，揉二马，逆运内八卦，推四横纹，清天河水，分手阴阳（阴重或纯揉阴），摩神曲，揉肾纹。

张素芳
小儿
推拿医案选

◎案例一

王某，女，4岁，1995年7月28日初诊。

主诉：患儿发热半月余。

现病史：半月来患儿体温常在38~40℃，伴有精神不振，少气无力，口渴，多尿，少汗纳差，大便溏薄，日1次。去年也曾发热半月余，曾在本院儿科检查，无重要发现，经输液、服中药等治疗，热仍不退，要求推拿治疗。

查体：患儿精神萎靡，面色㿠白，声低息弱，咽红，扁桃体Ⅰ度肿大，肌肤少汗干热，体温38.7℃，无明显压痛点，舌质淡红，苔薄，指纹红，至气关。

诊断：暑热症（气阴两伤）。

治法：清热养阴益气。

处方：分手阴阳 300 次，清天河水 1000 次，揉二马 1000 次，推脊 100 遍，补脾经 1000 次，运内八卦 300 次，补肾经 300 次，推涌泉 300 次。

7 月 29 日诊：仍发热，体温 38.5℃ 左右，下半夜低些，但精神明显好转，主动要求进食。

7 月 30 日诊：食欲增进，面色好转，体温 37.8℃。

共经 4 次治疗发热退，大便正常，纳食增。

按语：患者儿高热月余，心烦，口渴喜饮，自汗频频，恶心呕吐不止，睡眠不安为主症，为暑热所伤，暑为阳邪，性与火同，暑邪伤心，故壮热心烦，暑热郁蒸，故汗自出，暑热伤津，故渴欲饮，暑热伤气，脾气不足，运化失常，故便溏，因久病耗气，故少气乏力。因此，治宜清热利湿，以清天河水配推涌泉清热解毒，推指三关配清板门益气养胃，以推天柱骨、运内八卦降逆止呕，患儿外感暑邪入里化热，故治疗时应引而竭之，按病性，因久病，阴阳两伤故宜虚则补之。

◎ **案例二**

车某，男，1 岁 2 个月，1985 年 7 月 22 日初诊。

主诉：患儿高热 1 个多月。

现病史：自 6 月 5 日开始体温 37.6℃，以后逐步升高，5 天后体温升到 39.6℃，经服紫金锭、妙灵丹，肌注庆大霉素，体温不降，改用卡那霉素，口服螺旋霉素，连续 10 天后体温降至 37.6℃，精神欠佳，烦躁不安，在市中心医院查血常规，血红蛋白 73g/L，白细胞计数 $12 \times 10^9/L$，淋巴细胞百分比24%，中性粒细胞百分比76%，胸部拍片提示肺纹理粗乱，印象为"支气管炎"。7月15日静输红霉素0.375mg，维生素 B_6 100mg，地塞米松2.5mg，连续3天，体温又升至39℃左右，患儿精神差，恶心，呕吐不止，口渴喜饮，汗出多，小便清长，大便自调，手足心常热，睡眠时间少，来本科治疗。

查体：面色㿠白，口唇苍白，舌淡红，苔白腻厚，咽不红，腹胀，肝剑突下1.5cm，肋下0.5cm，两肺呼吸音粗，喉间有痰鸣音，体温37.6℃。

诊断：暑热症（气虚）。

治法：清热利湿，健脾和胃。

处方：分手阴阳200次，清天河水500次，推指三关400次，运内八卦300次，清板门400次，推天柱骨300次，清大肠300次，推涌泉300次。

7月23日诊：经推拿后下午没发热，夜间体温39℃，痰多咳嗽，纳差，奶瓶接触口唇就连续呕吐3次，上方加补脾经300次，推脊100次，摩中脘300次。

7月24日诊：回去后至晚上没发热，精神好，晚上很早入睡，睡眠时间长，且安静踏实，晨起吐两口，体温37.1℃。

7月26日诊：白天精神好，体温37.1℃，纳未增进，呕吐止，舌红苔薄白，上方去推涌泉，清大肠加揉小天心100次。

共经9次治疗后体温保持在36.8℃，体重增加，偶尔咳嗽，小便正常，查血常规：血红蛋白107g/L，中性粒细胞百分比60%，淋巴细胞百分比40%，胸片示肺部纹理增粗较前减轻，痰鸣音消失。

按语：患儿长期发热，耗伤正气，又反复用抗生素，致正气更虚，脾胃运化功能受损，湿浊停滞，在上则为痰鸣，在中则为腹胀、呕吐，在下则为泄泻。治宜标本兼治。以清天河水、推脊清解里热，以清板门、推天柱骨、摩中脘、清大肠利湿降浊，以推指三关、补脾经扶助正气。预防与保健：①热病渐愈或热邪已去更宜注意饮食调养。②饮食要适宜，热退后不宜吃肉。③宜吃热粥以助汗，不宜食辛温之物。④宜食清凉之品，如：西瓜、冬瓜、绿豆、白木耳、百合之类食品。

第三章　脾系疾病

第一节　口疮

小儿口疮，以齿龈、舌体、两颊、上颚等处出现黄白色溃疡，疼痛流涎，或伴发热为特征。若满口糜烂，色红作痛者，称为口糜；溃疡只发生在口唇两侧，称为燕口疮。本病可单独发生，也可伴发于其他疾病之中，一年四季均可发病，无明显的季节性。发病年龄以 2～4 岁为多见，预后良好。若体质虚弱，则口疮可反复出现，迁延难愈。

◎案例一

秦某，男，2 岁，2009 年 6 月 23 日初诊。

主诉：口舌生疮 2 天。

现病史：2 天前发热，体温 39℃，自服退热药后体温降至 38℃，患儿自述口痛，口内有臭味，时有呕吐，大便 2 日未行，矢气多且味臭，小便色黄，纳差，眠安。

查体：体温 38℃，精神可，面色略黄，舌红，苔白厚腻，舌尖及舌下有小米粒样红点，下牙龈充血，咽红并有一处绿豆样大溃疡，血常规正常。

中医诊断：口疮（心脾积热）。

治法：泻心火，清热解毒。

处方：清天河水 500 次，清板门 300 次，清大肠 500 次，清肺经 300 次，掐心经 100 次，顺摩腹 300 次，推下七节骨 300 次，按揉肺俞、厥阴俞、心俞、脾俞、胃俞、大肠俞各 50 次，运内八卦 500 次（重掐离卦再从离运到乾多运重运，从坎至巽轻运）。

6 月 24 日诊：体温降至正常，36.7℃，口痛明显减轻，大便通，质干硬而臭，无烦躁，改以运八卦、清胃经、掐揉四横纹、推下七节骨为主，上方继续推拿。

共经 4 次推拿治疗，口疮痛止，口臭除，大便通，诸症消失。

按语：《诸病源候论》中说："手少阴，心之经也，心气通于舌，足太阴，脾之经也，脾气通于口，脏腑热盛，热乘于心脾，气冲于口与舌，故令口舌生疮也。"患儿平素喜肉食，家长投其所好，营养过度以致内火偏盛，邪热积于心脾，循经上扰，熏灼口舌，法当以清热解毒为主，治疗以运八卦、清大肠为主，开通脏腑之秘结，通调一身之气，以全局固护脾胃为治。

◎案例二

景某，女 ，7 岁，2012 年 11 月 9 日初诊。

主诉：口唇周围红痒反复发作 2 年，加重 1 周。

现病史：平时喜用舌舔唇周，并用手背擦口唇周围，最甚时唇周一圈为红色，唇干燥裂，口周作痒，平素面色黧黑晦暗无泽，但双目仍有精光，纳正常，喜肉食，大便干，每日 1 次，小便正常，睡眠安稳。

查体：精神好，面色晦暗少泽，上下唇周有约 0.5cm

宽红色圈，舌红，苔黄中厚，脉细数。

中医诊断：茧唇。

西医诊断：唇周炎。

治法：消食导滞，润燥滋阴。

处方：分推手阴阳 100 次，揉艮卦 300 次，补脾经 150 次，清大肠 300 次，推补肾水 300 次，揉二马 200 次，拿列缺 50 次。

2012 年 11 月 14 日诊：经推拿后，唇周红晕基本消退，但仍有时用肩部衣物擦唇，后又再现唇四周红，按原方继治。

2012 年 11 月 15 日诊：唇周红已消，大便正常，精神清爽，面色转润泽。

按语：《内经》云，"脾之荣在唇，唇属脾"，患儿由于养护不周，厚味积热而致唇红干燥痒症。但因时值秋凉，盖燥盛则干，风盛则肿，人体腠理致密，阳气内敛，此证不是大热之证，故应注重脾肾并举，温补下元。治疗当慎用寒凉手法，以防伤及阳气。艮卦为阳土，揉之治其本，面色晦暗属肾水不足，大便不通故宜用推补肾水、揉二马，加强肾阴肾阳与脾土间的联系。

第二节 滞颐

滞颐又名流涎症，是指小儿唾液过多而引起口涎外流的一种常见症状。该症多由于乳母或患儿嗜食辛辣之物，以致脾胃湿热，熏蒸于口；或先天不足，后天失养，脾气虚弱，固摄失职，以致唾液从口内外流而发病。现代医学认为，该症多由于小儿口、咽黏膜炎症引起。

◎案例一

贾某，男，1岁5个月，2007年10月22日初诊。

主诉：流涎11个月，加重2个月。

现病史：6个月出牙时开始流涎，每次感冒治疗后流涎可加重，目前流涎较前加重，可浸透衣服及围兜，一日须更换多次，下颏及口周有湿疹浸润。

查体：发育、营养可，舌红苔淡白，指纹淡红至风关，口水清白，口周及下颏潮红，无口臭、口疮等。

中医诊断：滞颐（脾寒）。

治法：温中健脾。

处方：补脾经800次，分手阴阳100次，揉小天心49次，摩腹300次，按揉脾俞、肾俞各50次。

10月23日诊：症状无明显改善，上方去揉小天心，加揉一窝风。

10月24日诊：流涎较初诊时明显减轻，按上方继续治疗。

10月25日诊：流涎基本消失，嘱以吴茱萸6g，面粉6g，以米醋调和做一饼状，临睡前敷于脐部，每日1次，共3次，以巩固治疗。

按语：笔者分析后认为本案患儿每次感冒后流涎加重，且口水清，无特殊气味及口臭、口疮等，是因为脾阳不振，脾胃虚寒，失去其收摄作用而导致涎液流出。正如《寿世保元》曰："涎者脾之液，脾胃虚冷，故涎自流，不能收约。"因此，治疗上采用温中健脾之法，以振脾阳达收摄之功。

◎案例二

刘某，男，1岁4个月，2011年2月19日初诊。

主诉：流涎1年余。

现病史：自出生4个月后开始出牙，出牙前即开始流涎至今，不时流出浸湿围嘴及衣服，多次更换仍不得干燥，每天浸湿毛巾8~10条，口水清，量多，无臭味，纳少，不喜饮，大便日1次，质、量正常，小便清，8个月时已有8颗牙，曾被牙科专家诊断为错合畸形（俗称"地包天"），诊治无明显效果，目前已有9颗牙。

查体：精神一般，面色㿠白，舌质淡红，苔淡白，口唇周围有湿疹浸润，色潮红，下齿龈肿而不红。指纹青淡，腹软不胀。

诊断：滞颐（脾胃虚寒）。

治法：健脾和胃。

处方：推指三关，补脾经，揉外劳宫，推四横纹，摩腹，按揉脾俞、胃俞、肾俞。

2月24日诊：患儿进食增加，流涎症状明显减轻，每日须更换4条围嘴，面色转润，精神活泼。

3月4日诊：经14次治疗后，食欲恢复正常，纳食具有主动性，流涎基本消失，体重增加。

按语：流口水中医称滞颐，涎为脾之液，廉泉乃津液的通道，由于脾虚寒不能收摄津液故发生流涎不止，本案患儿从4个月开始口水外流，量多，因为唾液大量流失，消化功能减弱，故长期食欲不振，患儿4个月时颌弓尚未形成，故"地包天"之说并不成立，笔者认为主要原因在于患儿幼小，口腔相对较短，吞咽功能不健全，长期流失唾液酶而影响消化吸收功能，故用健脾和胃之法，使脾阳

张素芳

儿小

推拿医案选

振作，脾阳得振，胃气得和，食欲增进，口水收摄，疾病得愈。

第三节　呕吐

呕吐是小儿常见的一种证候，很多疾病可出现呕吐，凡食物从口中而吐，有声有物者，称为呕吐，古人以有物有声谓之呕，有物无声谓之吐，无物有声谓之干呕，临床上呕与吐常同时发生，很难截然分开，故一般并称为呕吐。哺乳后，乳汁随小儿口角溢出，称溢乳，一般不属病态。此外，呕吐又是某些急性传染病和某些急腹症的先兆症状，某些消化道畸形也可引发呕吐，不属本证论述范围。

◎案例

肖某，女，1岁6个月，2010年8月1日初诊。

主诉：腹泻纳差1年余，伴呕吐不进食2天。

现病史：患儿系足月顺产，出生时体重2kg，唇裂，6个月行唇裂手术，仍以母乳、奶粉混合喂养，并添加辅食，患儿一直反复腹泻，纳差，至今仍不会行走、说话。2日前发热，体温37.5℃，吐泻加重，食入即吐，服"优卡丹""小柴胡颗粒"后热退，目前纳差，食入即吐，仍腹泻，日2~3次，蛋花样，便色黄质稀，小便色黄，睡眠差，易惊醒，睡时磨牙，曾查血微量元素，示Ca、Zn、Fe缺乏。

查体：体温37.5℃，精神不振，面色萎黄无泽，舌淡红，苔黄腻，咽红，指纹紫滞，口气重，腹胀，前囟未闭。

中医诊断：伤食吐泻（胃失腐熟，脾失运化）。

治法：和胃降逆，健脾助运。

处方：清板门500次，清大肠400次，分手阴阳200次，运内八卦100次，掐揉四横纹各50次，掐右端正300次，推下天柱骨300次，按弦搓摩100次，摩中脘300次，按揉肝俞、脾俞、大肠俞各50次，推下七节骨200次。

8月3日诊：仍纳差，大便日2次，质变稠，精神明显好转，夜寐较前安稳，近2日仅醒1次，经拍打、抚慰后即可入睡。

经8次治疗后，呕吐、腹泻、眠差等诸症消失，惟饮食量少，但较推拿治疗前有改善。

按语："吐泻作热，由其阴阳不顺，邪正相干，脏腑不和……其儿阴阳二气不正，脏腑愈虚"（《活幼口议》），"胃乃脾家之本，荣乃卫室之根，根本坚固，百虚不作，表里充实，诸邪不入"，治法清板门、分手阴阳、清大肠、运内八卦、掐揉四横纹可合均阴阳，调顺三焦，正五脏之气，按弦搓摩加摩中脘及按揉肝俞、脾俞，开胃进食，醒脾和胃，助气去虚。

第四节 腹泻

腹泻是以大便次数增多、便下稀薄或水样为主症，是小儿最常见的消化道疾病之一，尤以3岁以下的婴幼儿多见，年龄愈小发病率愈高，也是婴幼儿死亡的主要原因。本病一年四季均可发生，但以夏秋季节为多，且往往引起流行。本病最容易耗伤气津，重症患儿可导致伤阴或伤阳，或阴阳俱伤。如腹泻迁延不愈常可导致营养不良，影响生长发育或成为疳证等慢性疾病，故应及时治疗。

◎案例一

纪某，男，2个半月，1995年12月5日初诊。

主诉：大便质稀3~4天。

现病史：近3~4天来无明显诱因出现大便色黄质稀，日4次，哺乳少，伴有呕吐、发热、夜啼，来本院儿科诊治，儿科诊断为"黄疸""腹泻"，给予温中化湿行气中药，药尽症状未减，大便3~7日1次，色黄褐兼绿，有酸臭味，特来我科要求笔者给予推拿治疗。

查体：面色黄，舌淡红，苔薄白，双目轻度黄染，体温37.4℃，双手凉，身微黄。哭声响亮，息有乳酸味，心肺正常。腹胀，无明显压痛，肝触及，质微软，脾正常。

诊断：①腹泻（寒湿泻）。②胎黄（阴黄）。

治法：温中化湿，健脾益气。

处方：分手阴阳200次，清板门100次，补脾经500次，运内八卦200次，摩中脘200次，分推腹阴阳200次，推下七节骨150次。

12月6日诊：大便日2次，质稠，未消化物减少。白天精神可，夜间仍啼哭，按上方去推下七节骨，推拿1次。

12月7日诊：昨日大便1次，吃乳较前有力，面部及双目黄疸消失，精神可，白昼夜间均能安睡。

按语：《活幼口议》说："凡儿泻，粪出青色者，盖脾受肝经所制，肝属乙木，能克己土，所胜之功，故现本质。"患儿面身均黄晦暗，精神不振，四肢凉，大便色绿黄，质稀，夜啼，证属阴黄，其病机主要为寒湿阻滞，脾阳失运，肝失疏泄，胆汁外溢而致发黄，寒为阴邪，故黄色晦暗。"寒则热之"，因而治以温中化湿，健脾益气。以补脾经为主，配合分推腹阴阳、运内八卦以健运脾气，清板门、摩中脘以化湿降浊。这样标本兼治，使脾气健、湿气化、阳气复，小儿遂得痊愈。

◎案例二

李某，男，7个月，2011年2月12日初诊。

主诉：腹泻5天。

现病史：患儿5天前开始腹泻、呕吐，伴发热，体温39.3℃，无流涕、咳嗽症状，于妇幼保健院就诊并被诊断为"肠胃型感冒"，给予"头孢呋辛钠"静滴，第3天热势得减，而腹泻加重，日可达7~8次，今晨已大便2次，质先稠后稀，大便中可见血丝及黏液，便前烦躁，哭闹不安，纳食量少，小便正常，眠差。

查体：精神不振，面色㿠白，舌淡苔薄白，指纹紫滞，腹胀，体温38℃，肛周不红。

辅助检查：大便常规：白细胞0~1个/HP、红细胞（±）、潜血（+）、霉菌大量（++）。

中医诊断：腹泻（湿热泻）。

西医诊断：霉菌性肠炎。

治法：清热利湿。

处方：分手阴阳200次，清板门300次，清大肠300次，掐揉四横纹各50次，清肺经100次，运内八卦100次，揉一窝风100次，分推腹阴阳100次，顺摩腹200次，揉肝、脾、胃、大肠俞及摩八髎各50次。

2月14日诊：经2次推拿后，便前腹痛症状减轻，大便中血丝明显减少，体温37.2℃。

2月16日诊：患儿精神明显好转，面色转红润，大便日2次，第1次大便基本成形，第2次质先稠后略稀。查大便常规示：白细胞0～1个/HP，其余阴性。

按上方继续治疗1次。

按语：《幼幼集成》说："腹痛肠鸣泻水，痛一阵、泻一阵者，是火，宜清利之。"患儿腹泻次数多，便前烦哭，肉眼见血丝，属热，伴体温升高，大便见黏液，应属湿热并重，湿热之邪蕴结肠胃，下迫脏腑，清浊不分，合污而下。故治疗时宜清肠解热，化湿止泻。本病由于应用抗生素治疗而引起菌群失调，霉菌大量繁殖，导致腹泻加重。故临床采用清板门、清大肠以清热利湿，达止泻之目的。需要注意的是：一般婴幼儿腹泻切忌滥用抗生素，以免造成菌群失调，使病程延长。

◎案例三

王某，女，3个月，1996年1月23日初诊。

主诉：腹泻2个月余，加重半月。

现病史：患儿自出生一直大便次数多，质稀，曾在其他医院诊断为"婴儿腹泻"，曾服"丽珠得乐""腹泻1号"，效不显。去省立医院儿科就诊，诊断为"肠炎"，给予"强必林"，0.1g，日3次，"复合维生素B_{12}"，每次1片，日3次，效不显，改服"庆大霉素"2万U，日2次，仍不见效。目前患儿腹泻，大便日10余次，大便质稀黏，色黄绿，有奶瓣，吃乳少，无呕吐，小便量少，色淡红，眠差。

查体：面色㿠白，精神不振，方颅，肋骨外翻，双颊及耳前有片状湿疹，舌质淡红，苔薄白，指纹淡红滞至风关，肛门不红。声音有力，呼气有药味，大便无特殊气味。腹胀，无明显压痛。

辅助检查：大便常规脂肪球（＋＋＋＋），小便常规正常。

中医诊断：腹泻（脾虚泻）。

西医诊断：婴幼儿腹泻。

治法：健脾益气，温阳止泻。

处方：补脾经500次，补大肠300次，推三关200次，清板门100次，摩腹200次，揉脐100次，推上七节骨300次。

每日1次，6次为1个疗程。

1月24日诊：大便1次，精神可。

1月25日诊：今晨大便2次，第1次质稠，未见不消化食物，第2次大便色黄质略稀，按前方继续推拿。

1月26日诊：诸症消失，大便日2次，质稠色黄，未见不消化食物，全身湿疹明显好转，建议配合中药口服。

麻黄3g，连翘3g，赤小豆10g，桑白皮3g，杏仁泥3g，青黛3g。

水煎服，日2次，每次20mL，连服3日。

1月30日诊：全身皮肤湿疹消退，仅左耳前有1cm大小1块，腹泻未复发，患儿面色转红，纳可。

按语：本案患儿腹泻2个月余，病程迁延，脾胃虚弱，胃弱则腐熟无能，脾虚则运化失职，水反为湿，谷反为滞，不能分清别浊，水湿水谷合污而下，因而治宜健脾益气，助运化湿为主。以补脾经为主穴健脾益气，以推三关、补大肠、推上七节骨温中止泻，以清板门、摩腹、揉脐化湿行气。七穴合用，不仅肠道水湿得化，而且泛溢于肌肤的水湿也得除，腹泻与湿疹一并治愈。

◎ **案例四**

易某，男，1岁，2005年11月14日初诊。

主诉：腹泻3天。

现病史：腹泻前发热，体温39.2℃，呕吐，大便日10余次，稀水样便，味臭，纳差，口渴喜饮，小便量少，睡眠不安，已于某医院静滴3天（具体药物不详），腹泻症状无明显好转。

查体：精神可，体温37.3℃，面色略黄，舌红，苔黄厚，指纹淡紫，腹胀。

辅助检查：大便常规示：脂肪球（＋）。

诊断：腹泻（湿热泻）。

治法：清热利湿，调中止泻。

处方：清天河水300次，清板门300次，清大肠300次，掐揉右端正150次，运内八卦200次，清小肠300次，顺摩腹300次，推下七节骨200次。

11月16日诊：推拿后大便日4次，水样便，夹有奶瓣，小便量增加，口渴减轻，上方加揉涌泉100次，改推下七节骨100次。

11月17日诊：经4次推拿治疗后，今日尚未大便，纳好，精神好，小便清长，睡眠时间延长。上方加按揉脾俞、胃俞、大肠俞、肺俞。

按语：秋冬、冬春交替时节，小儿最易患病毒性肠炎，病毒侵入小肠，使小肠上皮细胞受损，导致小肠黏膜重吸收水分和电解质的能力下降，同时发生病变的肠黏膜细胞分泌双糖酶不足且活性降低，使肠液的渗透压增高，引起渗透性腹泻。临床表现为起病急，常伴发热，病初1~2天常发生呕吐，随后出现腹泻，大便次数多、量多、水分多，黄色水样或蛋花样便。

本案患儿发热后热邪蕴结脾胃，下注大肠，传化失职，而导致泄泻，湿热交蒸，壅结肠胃气机而见泻下色黄而臭，故治宜清热利湿，调中止泻，取清天河水、清板门、清大肠以清湿热，清小肠以利小便而实大便，运内八卦调中止泻，掐揉右端正以止呕吐。

◎案例五

路某，男，1岁6个月，2009年3月26日初诊。

主诉：大便次数多1年余。

现病史：患儿1年来大便每日3～4次，每次排便量大，内有不消化的食物残渣，味酸臭，纳多善饥，体重不长，肢体肌肉松弛，夜寐不安，汗多，每小时可醒1次，玩20分钟后才能再入睡。

查体：精神一般，面色萎黄无泽，舌淡红，苔淡白，指纹青滞，腹胀，双下肢肌张力低下，肌力弱，并可见枕秃，佝偻病翻肋等表现。

中医诊断：腹泻（脾肾阳虚）。

西医诊断：消化不良。

治法：温补脾肾。

处方：补脾经500次，补大肠300次，补肾经400次，运内八卦200次，掐揉四横纹各50次，摩关元、气海及摩脐各200次，按揉脾俞、肝俞、肾俞各200次，推上七节骨400次。

3月27日诊：睡眠好转，患儿3小时醒1次，小便后即睡。

3月28日诊：大便每日3次，略成形，软松，可见不

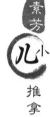
张素芳小儿推拿医案选

消化残渣。

4月2日诊：精神活泼，面色转润，肢体肌力增强，大便日1次，偶尔日2次，消化好。

共治疗20余次，体质明显好转，肌肉肌力增强，肌张力增高。

按语：本案以胃强脾弱肾虚为主病机，肾虚不能温煦脾土，脾虚则精微不能健运，失于输布，故肌肉萎弱。大便次数多，量多不消化，是为脾阳不升，运化失权，但纳多善饥是胃火较盛，消谷善饥，故除补脾经外，还必须补肾经以补命门之火，加强温阳暖土之功，使脾的运化健旺，身体健壮。

第五节　痢疾

痢疾是儿科常见的一种肠道传染病，多流行于夏秋季节，2~7岁的儿童发病率较高。临床以腹痛、发热、里急后重、大便脓血为主要症状。痢疾，古称"肠澼""滞下"。历代医家根据大便性状将其分为赤痢、白痢、赤白痢；根据病因将其分为寒痢、湿热痢、疫毒痢；以病程又可将其分为慢性痢疾、休息痢等。若感受时邪疫毒，则发病急剧，突然发热，神昏惊厥，此多见于疫毒痢。本病发病急，变化快，病情凶险，因此临诊时必须积极抢救。

◎案例一

李某，男，2岁，1996年4月8日初诊。

主诉：反复腹泻、腹痛半年余。

现病史：患儿6个月前因喝过夜牛奶而致发热、腹泻、腹痛，里急后重，某院儿科诊断为"细菌性痢疾"，收住院治疗，好转出院，但出院 3～4 天后又出现大便稀黏，色黄绿，有时肉眼可见血丝，每次大便量少而排便时间长，又去该医院诊治，给予口服"庆大霉素""PPA""黄连素"，外用"宝宝一贴灵"等，治疗后症状时轻时重，至今已有半年。目前，大便仍每日 7～8 次，第 1 次量多，以后几次量少，色白，黏冻状，纳差，消瘦，体重不长，夜间汗多，睡眠不安，因患儿服中药较困难，要求推拿治疗。

张素芳

儿小

推拿医案选

查体：面色㿠白，山根色青黄，舌淡红，苔薄白，指纹青紫略滞至风关，腹胀，左下腹压痛（＋），闻声低无力，气息均匀，无异味，翻肋、郝氏沟，肛门略红。

辅助检查：大便常规示：红细胞 0～5 个/HP，白细胞（＋），脓细胞（＋＋），巨噬细胞 2～5 个/HP；大便培养（－）。

中医诊断：痢疾（寒湿痢）。

西医诊断：细菌性痢疾。

治法：温中散寒，健脾利湿。

处方：分手阴阳 300 次，清胃经 300 次，补脾经 1000 次，推大肠 1000 次，揉外劳宫 300 次，推三关 100 次，退六腑 100 次，分推腹阴阳 300 次，按揉足三里 100 次。

二诊：推后次日，家长反应患儿一夜睡眠好，大便共 4 次，第 1 次先稠后稀，第 4 次仍有黏便，但已不见血丝。

三诊：经第 2 次推拿，精神明显好转，活泼，纳食有主动性。

四诊：共经 3 次治疗，大便已成形，日 1 次。大便常规示：白细胞 2～5 个/HP，其余转正常，为巩固治疗继续治疗 3 次。

按语：患儿以腹痛、腹泻及便下黏冻为主要特征，本病属于中医痢疾范畴，因饮食不洁，外邪入侵胃肠而致气滞血瘀，出现腹泻，色白似黏冻状，里急后重，窘迫痛甚，证属白痢，湿热伤气，虽经西药反复治疗，但总因不能除根，反复发作，由于迁延日久，脾气虚弱，阳气疲惫则痢疾时作时止，肺金之气郁于大肠，大肠经气滞而不通。初病元气未虚，里急后重者宜先下，下后余积未清不可骤补，要待积尽方可调补气血，而本案为久痢不止，气血俱伤，脾胃气陷，治宜温中散寒，健脾化湿为主，兼以通因通用，化滞荡涤。故重用补脾经、推三关、按揉足三里等扶正祛邪，调治气血，平衡阴阳，采用推大肠、退六腑、清胃经为通因通用，化滞荡涤。

◎**案例二**

高某，女，4个月，2002年12月23日初诊。

主诉：腹泻50天。

现病史：因母乳汁清稀，患儿自出生后大便日3～4次，不成形。11月因患"肺炎"于某院儿科住院治疗，静滴抗生素7天后无效，自动出院。出院后患儿出现腹泻。大便日5～6次，便质稀黏，色绿，于某院行大便常规检查，有白细胞，少则偶见，多则（＋），红细胞多则5～6个/HP，少则偶见，巨噬细胞少则3～4个/HP，多则（＋），曾口服"庆大霉素颗粒""黄连素""制霉菌素""金双歧""思密达"等2个疗程，服中药6剂（白蔻、山楂、熟附子、山药），大便次数不减，质量不见好转，又改用中药（黄连、白头翁）30mL/次，日2次，灌肠，大便次数仍未减少，第1、第2次色黄，以后又出现绿色黏液，

12月25日起又改用"思密达""金双歧",经灌肠大便仍1日7~8次,色黄质黏,有假膜,不喜饮,拒母乳,烦躁不安,小便可,夜眠可。

查体:精神可,舌暗红,苔中部略厚色黄,弄舌,腹胀,肛门不红,指纹紫红而滞。

辅助检查:大便常规示:WBC(+),RBC 0~2个/HP,巨噬细胞少许。细菌培养(12~24h):无致病菌生长。

中医诊断:痢疾(寒湿痢)。

西医诊断:慢性非特异性腹泻。

治法:消积导滞。

处方:分手阴阳100次,捣小天心49次,清板门200次,掐揉四横纹各100次,清补大肠300次,揉二马300次,掐心经50次,捏脊4遍,顺摩腹100次。

12月26日诊:大便日2次,色黄绿,质略稠,有黏液,不肯吃母乳,凌晨2点哭闹30分钟,仍不肯吃母乳,到早上8点才肯吃母乳。

查体:精神好,面色正常,山根略青,弄舌减轻,舌质仍暗红,苔中部略黄,指纹紫红而滞,腹胀。上方加抚脊、猿猴摘果,继续治疗。

12月27日诊:大便日3次,质先稠后稀,第1次色略黄,质可,第3次色黄绿,有黏液,精神好,饮食好转,能进米汁70mL,睡眠安宁,时间长,仍配合口服"金双歧""思密达""山楂冲剂"。按上方继续推拿治疗。

12月28日诊:大便日2~3次,第1次质量好,色黄,第2、第3次便质略稀,量少,有少量黏液,建议停药,改母乳为婴儿奶粉,逐步减母乳,渐加婴儿奶粉,推拿同前加推涌泉，捏脊，按揉脾、胃、肾、大肠、心俞。

2003 年 1 月 2 日来电，大便已变稠，质好转，精神好，睡眠好。

按语：患儿因母乳清稀性寒，加之频用抗生素及苦寒中药灌肠，致使寒湿之邪困阻中焦，出现大便质稀色绿，次数增多，湿浊困阻，气血不畅，日久肠腐肉败，出现黏液脓血。因此，寒湿积聚，气血不通为本病的主病机。根据"痢无止法"的原则，以消积导滞为法，选用清板门、清补大肠以泻湿聚，掐揉四横纹、顺摩腹以行气血，掐心经、捣小天心、猿猴摘果、抚脊以宁心安神，揉二马、捏脊、分手阴阳以扶助正气。邪气去，正气复，病获痊愈。

◎案例三

高某，男，8 个月，2003 年 3 月 2 日初诊。

主诉：排黏冻样大便，便次增多 10 天。

现病史：大便日 5～10 次，色黄绿，有黏冻样物，第一天体温 38℃以上，在某院静滴"头孢克肟钠"及"半张液"1 周，体温降至正常，大便次数仍多，量少，出院停药 2 天后，大便日 4～5 次，色绿，有黏液，烦躁不安，自服"思密达""金双歧""醒脾养儿颗粒"，症状无改善，故来诊。

查体：发育良好，精神一般，面色晦暗，囟门平，舌淡红，苔淡黄，指纹紫至风关，腹无压痛，肛门不红。

辅助检查：大便常规示：RBC 0～1 个/HP。

诊断：痢疾（寒湿痢）。

治法：温中散寒，健脾化湿。

处方：分手阴阳 200 次，揉小天心 100 次，运内八卦

200 次，掐揉四横纹各 50 次，揉二马 300 次，分推腹阴阳 100 次，拿肚角 50 次，推下七节骨 200 次。

按语：患儿大便色黄绿，有黏冻样物，多由外感风冷之邪，搏结肠间，气机受阻，气血滞凝而成痢。故以温中散寒，健脾化湿为治法，根据痢无止法的治则，取分手阴阳、运内八卦、分推腹阴阳、掐揉四横纹理气助运，推下七节骨、拿肚角，通便导滞。

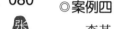

◎案例四

李某，男，5 个半月，2009 年 5 月 19 日初诊。

主诉：大便努挣，有血丝 45 天。

现病史：因添加辅食不当而致腹泻，大便日 4～10 次，便前努挣，有大便挤出，肉眼可见血丝，曾于儿童医院予"思密达""妈咪爱""双歧杆菌"等口服，症状不减，5月 12 日腹泻加重，每日 4～5 次，肉眼可见脓液，又于妇幼保健院静滴"头孢克肟"4 天，症状基本消失，但 2 天后于 5 月 17 日大便次数日 3～4 次，又出现脓血便，今日大便质稀色黄。

查体：精神好，面色㿠白，腹胀，肛门红，舌淡红，苔淡白，指纹紫滞。

辅助检查：大便常规示：红细胞（＋），脓细胞（＋＋），白细胞（－），脂肪球（－），巨噬细胞偶见。

中医诊断：痢疾（湿热痢）。

西医诊断：细菌性痢疾。

治法：消积导滞。

处方：分手阴阳 100 次，清板门 300 次，清大肠 300 次，掐揉四横纹各 50 次，推下七节骨 200 次。

5月20日，诊：大便次数多，大便性状同前，上方继续治疗。

5月21日诊：大便日7次，质稀色黄，未见血丝、脓块。

5月22日诊：上午大便3次，质仍稀。大便常规示：白细胞偶见，其余均正常，上方加补脾经200次，补肾经200次，揉二马100次。

5月24日诊：大便日2次，质先稠后稀，色黄，大便常规未见异常，上方继续治疗。

5月26日诊：经7次治疗后，大便日1次，质变稠，大便常规未见异常。

按语："无积不成痢"，痢疾多由外感邪毒，内伤饮食，蕴滞肠胃，损伤肠络，气血瘀滞而发。本案因添加辅食不当而致大便次数增多，夹杂脓块血丝并腹痛等，故用祛邪消积导滞为主的推拿治法，用清板门消食化滞，健脾和胃，运达上下之气，清大肠配掐揉四横纹调和气血，消胀散结，退肠胃湿热，待其脓血不见、气血调和后加补脾经、补肾经、揉二马，以复苏胃气，起治痢的作用。

◎案例五

隋某，男，9个月，1996年3月12日初诊。

主诉：大便次数增多，便质稀黏3个月余。

现病史：患儿因早春饮食生冷（贪吃西瓜）而致每日大便6~7次，色白、质稀黏、夹有泡沫，便时用力，曾于儿童医院诊断为"细菌性痢疾"，住院治疗14天未愈，自动出院。目前大便仍每日6~7次，质稀，色黄白相间，纳差，夜间汗多，眠不安，小便正常。

查体：面色萎黄，精神一般，舌红，苔淡白，指纹淡青而滞，至气关。声音无异常，身带西药味。腹胀，左下腹压痛（＋），体温37.2℃。

辅助检查：大便常规示：白细胞（＋），红细胞0～2个/HP，脓细胞（＋），巨噬细胞0～2个/HP。小便常规（－）。大便培养：未见致病菌生长。

中医诊断：痢疾（寒湿痢）。

西医诊断：细菌性痢疾。

治则：寒则热之。

治法：温中散寒，健脾和胃。

处方：分手阴阳100次，推三关100次，退六腑300次，清补大肠各500次，运内八卦100次，补胃经300次，摩中脘300次，拿肚角3～5次，推下七节骨100次，按揉足三里100次。

3月15日诊：经上方治疗3次后，大便已基本成形，腹痛消失，大便常规示：白细胞0～2个/HP，其余各项未见异常，为巩固疗效，建议继续治疗3次。

3月19日诊：经推拿后大便不再努挣用力，夜眠安，纳好转。

按语：患儿因冷气入胃而下痢，《灵枢·五邪》曰："邪在脾胃……阳气不足，阴气有余，则寒中肠鸣腹痛。"按"寒则热之"的治则，宜温补脏腑，散寒除湿，用推三关、退六腑调其脏腑，用清补大肠、补胃经、摩中脘厚肠胃，和中焦，令其能进食。同时要节饮食，不吃生冷油腻，少吃反季节水果。

第六节 腹痛

小儿腹痛是临床上常见证候，涉及范围很广，因此，诊断极为关键。应首先排除儿科常见急腹症（急性中毒性痢疾、坏死性小肠炎、突发性肠梗阻、肠套叠、腹膜炎等）。推拿所治疗的大部分为非急腹症的腹痛。《小儿推拿广义·腹痛》曰："盖小儿腹痛有寒、有热，有食积、癥痕、偏坠、寒疝及蛔虫动痛，诸痛不同，其名亦异，故不可一概而论之。"小儿脏腑薄弱，经脉未盛，易为内外病因所伤，六淫侵袭、乳食停滞、脉络瘀阻均可引起气机阻滞，经脉失调而发生腹痛。

◎案例一

刁某，2个月，1996年4月13日初诊。

主诉：夜间腹痛，哭闹不安近2个月。

现病史：患儿自出生后睡眠不安宁，有时下肢蜷曲、弯腰、憋气，每隔4分钟1次。曾于某院儿科就诊，发现黄疸未退尽，收住院1周，经静滴（具体药物不详）后黄疸退，出院，但上述症状仍有增无减。最近1周腹胀、肠鸣、矢气多，大便每日6~7次，色金黄、多沫，大便常规未见异常。曾在本科室推拿3次，大便次数略减，但仍睡不安宁，蜷肢屈腰。

查体：发育正常，面色红赤，两下眼睑色黄，舌红，苔淡白，精神安，指纹红至风关，闻声音响亮，轻度鼻塞，无特殊气味。腹胀，叩之如鼓，无明显压痛。

中医诊断：①腹痛（寒湿困阻）。②泄泻（寒湿困阻）。

西医诊断：婴儿腹泻。

治法：温中利湿。

处方：分手阴阳 200 次，揉小天心 100 次，清板门 300 次，清大肠 300 次，掐揉心经各 50 次，分推腹阴阳 300 次，按弦搓摩 100 次。

4 月 14 日诊：患儿经推拿后 1 次能睡 4 个小时，屈腰呻吟次数明显减少。

共推拿 6 次，诸症消失，全家喜不胜收。

按语：患儿以蜷肢屈腰、呻吟及夜卧不安为主要症状，但查体无异常发现，大便次数多，质欠佳，笔者以为患儿以寒湿阻滞腹痛为主，气滞不通，肚腹作痛，因此患儿呻吟，下肢屈，因腹痛而影响睡眠，寒则温之，然而寒郁日久，由寒化热，因而出现大便色金黄、黏滞，内有湿热，因此宜寒热并治，行气化湿清肠为主，兼宁心安神促进疗效。本方清大肠、分推腹阴阳、清板门、按弦搓摩化湿行气清肠，揉小天心、掐揉心经以安神镇惊。

◎案例二

李某，男，7 岁。1968 年初诊。

主诉：患儿急腹痛 6 天。

现病史：患儿 6 天前突发右上腹痛，弯腰在床上翻滚，用头撞墙，出冷汗，面色苍白，食欲不振，于本院儿科诊断为胆道蛔虫症，给予中药乌梅汤、化虫丸、电兴奋疗法、喝醋疗法。患儿正当腹痛发作时，弯腰撅臀，大汗淋漓，乱滚乱爬，见余悲切呼救。

查体：面色苍白，表情痛苦，精神差，舌红，苔薄黄，头面、身汗多，在床弯腰撅臀，撞头，左面颊部可见虫斑，声嘶力竭。右上腹胀，剑突下、右上腹持续性绞痛，墨菲征阳性，背部肝俞、胆俞均有明显压痛。

辨证分析：因蛔虫进入胆道口，阻塞胆道，胆道口括约肌痉挛而发生腹部阵发性剧痛，不通则痛，通则不痛，治则为通因通用，实则泻之。

中医诊断：腹痛（虫痛）。

西医诊断：胆道蛔虫症。

治法：疏肝利气。

处方：按揉胆俞、肝俞 800 次，拿足三里 300 次，按弦走搓摩 10 分钟，按揉中脘 300 次，分推腹阴阳 500 次，掐揉一窝风 300 次。

3 次 1 个疗程，每日 1 次。

因患儿开始腹痛剧烈无法躺下，因此只能在其背部压痛点进行较轻的按揉处理，在按揉过程中患儿逐步放松趴下后，再反复进行按弦走搓摩，当其痛又发作时，再按揉肝俞、胆俞，这样反复几次后，患儿腹痛渐缓，再按揉中脘、分推腹阴阳，当分右侧时有压痛，患儿可能会退缩，但要和他讲清楚此穴非常重要，止痛就在此举，患儿安静后，就专心做分推腹阴阳，甚至重者可用拇指面按揉胆囊压痛点，手法宜轻且持久，患儿在施术过程中渐渐睡去，再拿足三里。

次日，家长述患儿安眠，腹痛没有发作，按上方继续治疗 1 次。

共治疗 3 次，患儿排出蛔虫 10 余条，再没有出现过急性腹痛。

按语：本案患儿因食生冷肥甘荤腥过多，故胃寒虫动作痛，痛不堪忍，故宜舒肝理气，安蛔驱虫，解痉止痛。按揉胆俞、肝俞可止痛，因为剧痛无法仰卧，故先找出其突出的压痛点，等疼痛缓解后按揉中脘及按弦搓摩，然后再做分推腹阴阳，右上腹属阴，又有胆囊的反射区，若蛔虫钻进胆道时疼痛剧烈，在做分推时宜轻不宜重，待蛔虫退出时要逐渐加重手法，以理气活血化瘀为重点。

预防与保健：①积极治疗蛔虫感染，定期驱虫。②养成饭前便后洗手的好习惯，生吃蔬菜瓜果要洗净。

张素芳小儿推拿医案选

◎案例三

王某，女，3岁1个月，2011年2月9日初诊。

主诉：腹痛4天。

现病史：3天前因腹痛于某院就诊，经临床医生检查并结合B超，诊断为"肠套叠""肠系膜淋巴结炎"，用空气注射疗法，行注射后腹痛减轻，今晨又出现腹痛，大便1次，性质正常，纳差，睡眠不安，家长担心"肠套叠"加重，来诊。

查体：神志清，精神一般，面色白而无泽，舌淡红，苔少，腹软，脐周压痛。

辅助检查：B超报告：腹部探及多个低回声结节，最大一个约为1.9 cm×1.0cm，边界清晰，回声均质，肠管蠕动正常，无扩张，积液征象。腹腔内未探及异常液性暗区，右下腹探及明显阑尾回声。超声提示：肠系膜淋巴结炎。

中医诊断：腹痛（寒凝气滞）。

西医诊断：肠系膜淋巴结炎。

治法：温寒止痛，行气止痛。

处方：揉外劳宫 500 次，揉一窝风 500 次，推指三关 300 次，补脾经 500 次，按揉关元 300 次，摩腹 500 次，按脾俞、胃俞、大肠俞各 50 次，

2 月 10 日诊：腹痛未再出现，纳好转，睡眠好，下午睡 3 小时，夜间睡眠正常，精神好，玩耍活泼有力，要求再治疗 1 次，效不更方，处方同上。

按语：患儿面色白而无泽，舌淡红，苔少，多由于风寒侵腹，内舍肠胃，寒凝气滞，经络不畅，气血不行而致腹痛。故治以温寒止痛行气为主，补脾经、摩腹、按揉关元温中健脾，推指三关、揉外劳宫温阳散寒，行气活血，配揉一窝风理气止腹痛。

◎案例四

崔某，男，9 岁半，2011 年 10 月 29 日初诊。

主诉：胃脘部疼痛 20 余天。

现病史：因 20 天前国庆长假出游，暴饮暴食，过食厚味、喝冷饮，从 10 月 4 日开始腹痛逐渐加重，同时经常泛酸、嗳气、纳减，大便不通畅，西医诊断为"胃炎"，给服"普鲁本辛""溴丙胺太林"等，同时配合针灸治疗 20 余天，症状不减。目前仍胃痛，不定时发作，每次 10 多分钟，泛酸、嗳气，纳少，大便日行 1 次，质黏腻，臭味大，小便正常，睡眠可。

查体：精神不振，表情痛苦，面色暗，舌红苔黄腻。可闻频频吞咽声，腹胀，脐上近中脘部压痛，腹胀明显。

辅助检查：钡餐透视报告：胃张力高，钩形胃，胃动度好，位置适中（2011 年 10 月 25 日）。

中医诊断：腹痛（积滞伤胃）。

西医诊断：胃炎。

治则：实则泻之。

治法：消积导滞，行气止痛。

处方：分手阴阳 100 次，清板门 500 次，清大肠 600 次，运内八卦 300 次，掐揉四横纹各 100 次，分推腹阴阳 300 次，摩中脘 500 次，按弦搓摩 50 次，拿天枢 10 次，按揉肝俞、脾俞、胃俞各 100 次。

每日 1 次，1 个疗程 10 次。

11 月 3 日诊：经 5 次治疗后，胃痛明显减轻，每次发作持续时间至多 1 分钟，偶尔嗳气，治疗过程中不断矢气，且声响，效不更方。

11 月 5 日诊：自述胃痛、泛酸、嗳气诸症消失。精神焕发，面色转润。

11 月 6 日诊：早晨空腹喝 2 盒牛奶，不久胃痛又发，急来诊治，前方加揉一窝风 500 次，重揉肝俞、脾俞、胃俞各 100 次，治毕疼痛消失，正常上学。

按语：本案患儿疼痛部位在胃脘以下，疼痛性质以胀痛为主，时作时休，伴吞酸、嗳气等症，盖因暴饮暴食，冷积日久，壅聚胃肠，气机不通，升降失调而致腹痛，宿积日久化腐，浊气上逆则嗳腐吞酸，食积而大便臭秽。治宜消宿除陈，滋荣脏腑，灌液布津，上承胃纳，表里相通，下输大肠，使气机通利，经络疏通。

推拿多用摩法，如《素问·调经论》说："按摩勿释，著针勿斥，移气于不足，神气乃得复。"《医宗金鉴》说："摩其壅聚以散瘀结之肿。"《圣济总录》中提到："大抵按摩法，每以开达抑遏为义，开达则壅闭者以之发散""通则不痛"。因此，摩法开达气机、通利肠腑，是治疗腹痛的主要手法。

◎案例五

张某，男，3岁4个月，2006年4月23日初诊。

主诉：腹痛断续发作1月余，加重3天。

现病史：患儿近月来反复感冒咳嗽4次，于某院行抗菌治疗，期间时有腹痛，最后1次治疗静滴"阿奇霉素"，5天后热退、咳嗽减轻，改用中药，4月21日开始腹痛加重，时作时休，不影响纳食、活动。大便日3~4次，质稠味臭，小便频、量多，睡眠可，睡眠时磨牙，患儿系复感儿，每月最少感冒2次，用药多，众多症状不减，有时体温38℃左右即会惊厥。

查体：精神可，面色黄，无光泽，舌红，苔淡黄厚，指纹青滞，腹胀，脐周压痛（＋）。

辅助检查：腹部彩色多普勒：肠系膜淋巴结炎。

诊断：腹痛（虚实夹杂，脉络凝滞）。

治法：扶正健脾，行气止痛。

处方：分手阴阳100次，清板门300次，揉艮卦300次，运内八卦100次，清大肠300次，分推腹阴阳200次，摩腹300次，按揉脾、胃、肺俞各50次。

4月24日诊：今日大便1次，质好色黄，腹痛1次，持续时间短，面色明显好转，效不更方，治疗同上。

4月26日诊：腹痛未再出现，纳佳，精神好，上方改清板门为清补脾经各200次，巩固治疗1次。

按语：肠系膜淋巴结炎常于上呼吸道感染后发生，中医腹痛有寒热虚实之分，小儿素体虚弱，卫外不固，反复感受外邪，又屡用抗生素等对胃肠道刺激，易由肺病传及脾，脏腑失于温养，脉络凝滞，而出现腹痛的症状。但其纳好、大便次数多、质稠臭等说明脾胃虽已受累，但正气尚足，故先以清板门、清大肠清肠泻浊，再以揉艮卦，摩腹，按揉脾、胃俞健脾行气，使脏腑之气通畅而痛止。

◎案例六

李某，女，7 岁，2009 年 3 月 15 日初诊。

主诉：患儿腹痛加重周余。

现病史：患儿自幼体弱多病，经常因反复咳嗽而致腹痛加重，最近 1 周因咳嗽咽痛而致腹痛加重，经某医院诊断为"肠系膜淋巴结炎"，已静滴头孢类药 4 天，症状不减，目前恶心欲吐，咳嗽时尤甚，纳呆，大便偏干，小便正常，夜眠不安。

查体：精神萎靡不振，面色萎黄，舌红苔少，咽红，脉沉细而紧，腹不胀，脐上压痛明显，双手冰冷，身寒战，体温 36.5℃。

辅助检查：腹部 B 超诊断为肠系膜淋巴结炎，钡餐透视为胃窦炎。

诊断：腹痛（阳虚寒凝）。

治法：温阳发表，理气止痛。

处方：分手阴阳 200 次，清板门 300 次，掐揉少商 300 次，拿列缺 5 次，揉中府、云门、膻中各 100 次，按弦搓摩 100 次，摩中脘、下脘、神阙各 100 次，揉肝俞、脾俞、胃俞各 100 次。

3 月 17 日诊：腹痛止，恶心减少，纳少，精神一般，面色黄，停止输液，继推上穴。

3 月 19 日诊：体温 38.7℃，仍怕冷，偶尔腹痛，能进食，口渴喜饮，大便通畅，前方加清天河水300次，水底捞明月200次，拿风池5次，揉大椎50次。

3月20日诊：体温36.7℃，精神好，寒战除，上方去清天河水、水底捞明月、拿风池、揉大椎。

3月22日诊：精神活泼，面色转润，能主动进食，腹痛未出现。

按语：本案腹痛主要在脐上，且时有纳呆、恶心欲吐症状，病位属胃腑，本着"腑以通为用"的机理，治疗的原则是调理气机，通法处方以消导行气解表为主，手法以拿法解表镇静止痛，"摩以去之"，摩其壅聚，以散瘀结之痛，其后以推、运、按配合，最后达到气血调和之功。素体虚弱又饮食过多，脾胃受伤又复感寒凉而致腹痛。

第七节　厌食

厌食是指小儿较长时间见食不贪，食欲下降，甚而拒食的一种病证。发病原因多为喂养不当，导致脾胃不和，受纳运化失职。厌食患儿一般精神状态正常，但日久则会精神疲惫，体重减轻，抗病力差。病程长者可对小儿的生长发育有一定影响，故应及时治疗。本病以1~6岁小儿为多见，若因外感或某些慢性病而出现食欲不振者，则不属本病范围。

◎案例

谭某，男，1岁10个月，2006年2月24日初诊。

主诉：食欲不振年余。

现病史：自幼食欲不振，断奶后尤为明显，喜饮奶，只喝稀饭，不喜吃蔬菜，进主食量少，喜饮，大便偏干，小便正常，睡眠好，好发眼疮。

查体：精神好，面色黄，舌淡红苔白，指纹青，腹胀。

诊断：厌食。

治法：健脾和胃，消积助运。

处方：补脾经 300 次，清大肠 500 次，运内八卦 200 次，补肾经 300 次，分推腹阴阳 300 次，按弦搓摩 100 次，摩中脘 100 次，按揉脾俞、胃俞、肾俞各 50 次。

1 疗程 7 次，每日 1 次。

2 月 28 日诊：经 4 次推拿后进食较前好转，能进少量主食、蔬菜，大便日 1 次，质先干后软，上方加捏脊。

3 月 1 日诊：经治疗食欲明显好转，能主动进食，喝奶量也较前增多，面色转润泽，腹胀消失，活泼好动。

按语：小儿脾常不足，家长投其所好，养成喝稀粥牛奶而不吃主食和蔬菜的偏食习惯，故出现大便偏干，上下眼睑又称眼胞，属于脾土，脾主肉，故称肉轮，眼部经常发疮，说明脾胃湿热壅滞，故用健脾消积助运的方法为主。补脾经、分推腹阴阳、运内八卦、按揉脾俞可健脾助运；摩中脘、清大肠、按揉胃俞可和胃降浊；"肾为胃之关"，补肾经、按揉肾俞以助胃中浊气下降，清气上升，达到润肠通便的目的；捏脊能健脾和胃并有强壮体格的作用。诸法合用，故奏效甚捷。

第八节　便秘

便秘是指大便秘结不通，或排便时间间隔过长，或虽有便意而排出困难。导致便秘的原因很多，若便秘一过性

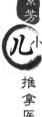
张素芳小儿推拿医案选

出现，则多与近期饮食起居失调有关，如过食辛燥、蔬菜水果摄纳不足、过汗伤津等；若为习惯性便秘，则与较长一段时间的生活不规律，未养成定时排便习惯，或素体禀赋有关；便秘也可续发于其他疾病。

◎案例一

胡某，男，2 岁，1997 年 5 月 3 日初诊。

主诉：大便干结难下 2 周。

现病史：患儿自幼系牛奶喂养，大便偏干，每日 1 次，最近因感冒，大便 2~3 天 1 次，干如羊屎，尤其大便头干难下，每欲大便则急哭不安，小便黄，量正常，夜眠出汗多，曾试服香油、蜂蜜等无效，近 3 天不大便，纳减腹软。要求以推拿调治。

查体：精神好，面色偏红，左下腹可扪及条状粪块，腹胀，无明显压痛，舌质红，苔中黄厚，指纹紫红至风关。

诊断：便秘（实秘）。

治法：导滞清热。

处方：分手阴阳 500 次，清板门 1000 次，补脾经 200 次，清大肠 1000 次，退六腑 500 次，运内八卦 200 次，推三关 100 次，摩腹 500 次（顺时针方向），拿天枢 20 次，推下七节骨 1000 次。

5 月 3 日当夜得大便 1 次，量多，呈羊屎状，次日腹胀轻，纳增进。共推拿 3 次，每日大便 1 次，患儿精神大增。

按语：本例患儿由外感发热而致内热偏盛，此气之偏盛，彼气之偏虚。"火盛克金"，阳明热盛伤肠之津，津液耗伤，大肠失降，糟粕干结，出现便干不通，舌质红，苔中部黄厚，指纹紫红，均为热邪盛于阳明内腑的表现。按热者寒之，留者攻之的治则，治宜清热通便。

◎案例二

曹某，女，4岁，1997年7月10日初诊。

主诉：大便排出困难2年余。

现病史：患儿自幼腹泻，至2岁后大便开始变干，甚或数日不能大便，伴经常腹胀、肠鸣，曾服通便药，并食用萝卜、蜂蜜等，均不见效。服中药20余剂，症状改善，停药后又出现症状。家长为求根本治疗，来诊。现症见：大便仅头硬，后面成形，患儿不活泼，小便多，纳一般。

查体：精神一般，面色㿠白，唇干裂，声息低，无特殊气味。腹软不胀，左下腹无明显粪便积块，无压痛，舌质淡红，苔薄白，指纹红。

辅助检查：曾查腹部X片，无特殊发现。

诊断：便秘（脾虚秘）。

治法：益气健脾。

处方：分手阴阳400次，补脾经1000次，清大肠300次，运内八卦100次，摩中脘500次，按揉足三里200次，揉二马500次。

教家长捏脊疗法，每日晨起空腹常规捏3遍，然后重提脾俞、肾俞、大肠俞，连续2周为1疗程。

2周后诊：患儿大便每日1次，大便形状正常，排便有规律。

按语：患儿因久泻脾虚，脾气虚则无力推动大便下行，按"气虚宜掣引之"的治则，法宜健脾益气。首先以分手阴阳及补脾经、摩中脘为主，补脾胃生化之源，"肾为胃之关"，因而在治疗时与揉二马、重提肾俞配合，益心火生脾

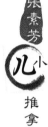

张素芳小儿推拿医案选

土,使心脾气血充盛,大便当得自行。

◎案例三

陈某,男,4个月,2013年6月18日初诊。

主诉:大便不畅月余。

现病史:自今年5月初起无明显诱因而出现大便不畅,由以前大便每日一行而成现在3~5天一行,近期加重,已10日未大便,矢气臭味重,无明显不适,纳减,小便正常,情绪稳定,眼眵多,夜间汗多,已经3次推拿治疗,尚未大便。

查体:舌淡红苔白,轻度流涎,指纹色红滞,腹不胀,左下腹未扪及宿便包块。

诊断:便秘(气血虚秘)。

治法:健脾行气,通腑泻浊。

处方:分手阴阳300次,补脾经300次,清补大肠400次,运内八卦100次,掐揉四横纹各50次,顺摩腹200次,按揉脾、胃、肾俞各50次,推下七节骨200次,推下承山50次,拿肚角14次。

6月19日诊:昨日治疗后大便已下,质黏、色绿、量多,眼眵明显减少,上方改推下七节骨50次,拿肚角7次。

6月20日诊:今晨大便1次,色转黄,量正常,上方巩固治疗1次。

按语:小儿元气未充,脾气不振,气血俱弱,致大肠传送无力,气机不降,故大便不通。本案为虚证便秘,切忌手法过重或过用清泄之法,使津气耗伤,大便愈加不通,因而用健脾行气、通腑泻浊之法。分手阴阳助气活血,补脾经，按揉脾、胃、肾俞健脾益气，推下七节骨、推下承山、拿肚角通腑泻浊。

◎**案例四**

孙某，女，4岁6个月，2011年3月12日初诊。

主诉：便秘2年余。

现病史：2岁起大便3~4天1次，上幼儿园后症状加重，大便4天1行，甚至更长，呈羊屎状，量少，每次排便都会全身抖动，努责汗出，便排不尽，平素纳差，不喜饮，小便正常，眠不安。

查体：精神一般，面色㿠白，舌淡红苔薄白，指纹淡紫滞，头发稀、少泽，左下腹压痛（+）。

病机：由于长期饮食不济，体虚，津液不足，不能濡润肠腑以致。

诊断：便秘（气虚秘）。

治法：健脾益气助运。

处方：分手阴阳200次（阴重），补脾经500次，清大肠500次，运内八卦100次，揉二马500次，顺摩腹300次，按揉脾、胃、肾俞各50次，推下七节骨300次。

3月13日诊：经推拿后即大便出，为燥屎，但无明显痛苦，饮食好转。

3月17日诊：经4次推拿后，面色明显好转，纳食具有主动性，饭量较前明显增多，精神佳。

按语：治疗便秘还是要查清病因，以辨证施治。临床便秘以实秘为多见，而本案患儿因长期进食少，血虚津少，导致脾肺气虚、肠失濡润，传送无力，故用分手阴阳调和气血，以阴池为重，养血为用；补脾经，按揉脾俞穴健脾

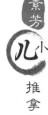

开胃以助运；揉二马、清大肠、推下七节骨通便润下；运内八卦、顺摩腹益气利气，助胃肠运化。

◎案例五

陈某，男，1岁11个月，2013年11月22日初诊。

主诉：大便干结年余。

现病史：大便一般3~10天一行，质干粗硬，经常撑破肛门，因而害怕排便。每次便前蹦跳惊恐不安，有时蹦跳2~3天后才可排出，拒用肥皂或开塞露。患儿平时食量大，喜肉类，经常不吃带叶蔬菜，恋母乳、每天加80mL牛乳，小便正常，夜寐不安。

查体：发育营养好，精神可，面色略晦黄，舌红苔黄腻，指纹紫滞，腹胀，肛门红。

诊断：便秘。

治法：通便开秘。

处方：清板门400次，补脾经400次，清肝经200次，清大肠300次，补肾经300次，揉二马300次，掐揉四横纹各50次，拿肚角7次，推下七节骨200次，揉龟尾100次。

11月23日诊：昨日推后2小时，蹦跳不多时即排便，量多、质略干，排便较前通畅。效不更方，治疗同前。

11月24日诊：今日上午尚未大便，夜眠安，出汗略多。上方加揉肾顶200次，继续治疗。

11月26日诊：昨日大便1次，质硬、量少，便前仍蹦跳，时间短。

11月28日诊：最近2天大便1日1行，质正常、量较多，精神明显好转。

11 月 30 日诊：纳好转，精神好，便前仍蹦跳，但时间缩短。因要回家，建议其断母乳，合理增加营养，每日顺摩腹 300 次、右揉龟尾 100 次，保持大便通畅。

按语：小儿便秘大便粗干硬，难解，或 2 ~ 3 天甚至 8 ~ 10天才排一次，多因饮食不当，燥热内结或体弱不足所致。通过推拿治疗便秘可根据不同证型，辨证施治，多可收获较好效果。《四圣心源》认为，粪若羊屎，结涩难下，甚或半月一行，虽系肝与大肠之燥，而根源土湿，以脾不消磨，肝肠失滋，郁陷而生风燥之故也。

便秘的预防与保健：适当增加体力活动。生活要规律，养成每天定时排便习惯。多吃新鲜粗纤维蔬菜，饮食不宜过于精细，不吃香燥食物。

张素芳小儿推拿医案选

第九节　积滞

积滞是指小儿内伤乳食，停聚不化，气滞不行所形成的一种胃肠疾患。以不思乳食，腹部胀满，大便不调等为特征。积滞与伤乳、伤食、疳证等均有密切的关系，若伤于乳食经久不愈，病情进展可变成积，积久不消，迁延失治，影响小儿的营养和生长发育，形体日渐羸瘦，可转化为疳，三者名虽异而源则一，惟病情可有轻重深浅不同，故应相互参考。本病主要是因乳食内积，脾胃受伤所致。

◎案例

马某，男，4 岁，2014 年 11 月 18 日初诊。

主诉：发热，伴腹胀纳呆 1 天。

现病史：昨天因服冷饮一瓶（400mL 以上），出现胃部不适，不思饮食。现体温39℃，精神不振，大便2天不通，小便正常，睡眠不安，出汗多。平时经常腹痛，曾行腹部B超，显示为"肠系膜淋巴结炎"，最大肿块为1.6cm×1.5 cm。

查体：体温39.3℃，精神萎靡，面色黄，唇红，苔黄腻，咽红，扁桃体Ⅰ度肿大，腹胀，遍体灼热，腹部较热。

诊断：积滞。

治法：和中化湿，消积导滞。

处方：退六腑300次，推三关100次，清大肠300次，掐揉四横纹各50次，清胃经200次，推下天柱骨300次，推下七节骨300次，掐揉少商50次。

11月19日诊：高热退，体温37℃，精神好，面色略黄，唇红，仍未大便。上方去推下天柱骨，重推清大肠、推下七节骨。

11月20日诊：昨日午后大便1次，量多，热退，诸症消。

按语：患儿素有乳食停滞中州，加之其服冷饮一瓶，使腹部寒热格拒，气血不畅，脾胃受纳运化失宜而致纳呆、不思饮食，气机不利故而腹痛眠不安。乳食停滞，食结于阳明，郁结化热而见遍体灼热，腹部尤甚，故治和中化湿，消积导滞。

第十节　脱肛

脱肛又称州出、截肠、肠脱垂，是指肛管、直肠向外翻出而脱垂于肛门外的病证，多见于1~3岁的小儿。小儿素体虚弱，中气不足，气虚下陷或湿热下注于大肠均可导致本病发生。如脱出久不复位，脱出的肠管会肿胀，充血发炎，如不及时治疗，可使脱出组织坏死。因此，对严重脱肛患儿应重视。小儿身体未发育完全，骶骨弯尚未形成，直肠呈脱垂位，易于向下滑动；小儿直肠肌肉、提肛肌尚未发育完全，固位能力差。因此，久泻久咳，腹压增加，易使肛门、直肠脱垂。

◎案例

任某，男，2岁3个月，1969年4月7日初诊。

主诉：直肠自肛门脱出2个月余。

现病史：因在托儿所坐便盆时间过长逐渐出现直肠脱出，开始温水洗后能回缩，近2个月来脱出物不能回缩，已服中药补中益气汤20余剂，并外洗，症状无明显改善，故要求推拿治疗。

查体：精神一般，面色萎黄，舌红苔淡白，指纹淡青至气关，肛门可见小指头大小肿物，色略红，伴有少量黏液。

诊断：脱肛（气虚）。

治法：健脾补中，升阳固脱。

处方：补脾经400次，补大肠300次，补中脘300次，揉气海200次，摩百会100次，摩脾俞200次，摩肾俞200次，推上七节骨200次，揉龟尾100次。

4月10日诊：4次推拿治疗后，饮食有明显好转，面色转润，情绪好转，每次洗完肛门后能回纳，肛门黏液变少。

再经6次推拿治疗后患儿肛门脱出物已回纳，精神活泼，面色润泽，食欲大增。共经23次治疗后，每次排便后

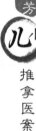

张素芳
小儿
推拿医案选

能主动回纳。

按语：《张氏医通》云："实热则大便秘结，虚寒则肛门脱出。因吐泻脾虚，肺无所养，故大肠气虚下脱也。"本案患儿素体脾气虚弱，养育不当，久坐便盆，真元之气因虚下陷，导致肛门外脱，加之未能及时治疗，因而经久回纳无力。故治疗以益气升陷为主。推拿处方中补脾经、补中脘、揉气海健脾益气；补大肠、推上七节骨涩肠固脱；摩百会提中升陷；揉龟尾理肠提肛。

第十一节　先天性巨结肠

小儿先天性巨结肠是结肠远端的运动功能紊乱，粪便瘀滞于近端结肠，以致肠管扩大、肥厚的一种常见的先天性肠管畸形，较严重的巨结肠需手术治疗。先天性巨结肠的病因是远端结肠的肠壁肌间神经丛的神经节细胞减少或缺如，大部分病例神经发育不正常肠段限于直肠及乙状结肠的远端部分，个别病例病变波及全肠甚至小肠，本病有家族倾向，并认为与农药广泛应用有关。

先天性巨结肠诊断要点：

1. 病史：出生后无胎便排出，多伴有腹胀和呕吐，呈现急性肠梗阻症状，经肛门指检或温盐水灌肠可排出大量的胎粪，腹胀消失，但数天后又出现便秘，排便须灌肠或用开塞露。

2. 临床表现：顽固性便秘、腹胀，久不排便时可有厌食、呕吐、烦躁不安，甚至发生肠梗阻，常伴有轻度贫血、消瘦，呕吐严重者可见脱水现象，腹部检查腹胀明显，可见肠形及肠蠕动波，肛门指检直肠壶腹空虚无粪。

3. 理化检查：X 线检查，新生儿病例可见腹部直立平片呈现小肠充气，有多个液平面，结肠区扩张充气，盆腔内无气体阴影；钡灌肠 X 线正侧位摄片可显示狭窄段的长度，并与近端扩张的结肠成明显对比，24 小时后复查有钡剂滞留；直肠括约肌侧压检查内无括约肌松弛反射；直肠黏膜乙酰胆碱酶检查强阳性。

对诊断有困难者可取肛门以上 4cm 处直肠壁全层组织一块，进行活体检查，观察肌间神经丛神经节细胞是否缺如。

◎案例一

林某，男，2008 年 2 月 6 日出生，2008 年 7 月 1 日初诊。

主诉：患儿腹胀、大便不畅 4 个月余，加重 20 余天。

现病史：患儿系第 2 胎，早产 20 余天，出生时体重 3kg，产后 24 小时未有胎便排出，第 2 天出现腹胀，欲吐，精神欠佳，在当地医院给用开塞露、静推维生素 C 后仍未排便，决定前往济南就诊，在长途颠簸过程中患儿排出大量绿色黏稠便，到达医院诊疗检查，未发现异常，返回当地。此后患儿大便不正常，有时 1 日 3~4 次，稀便，或细条形便，有时 3~4 天大便 1 次，易哭闹，偶有矢气，排出后腹胀缓解。20 天前因发现缺钙严重，给口服"葡萄糖酸钙口服液"后腹胀加重，大便日 2~3 次，质稀黏，排便后腹胀不减，在当地医院清洁灌肠，每日 1 次，腹胀减轻，但过后又出现腹胀，纳食减少，体重不增，于当地医院行钡灌肛后发现巨结肠而来我科就诊。

查体：患儿发育营养差，面色略黄，四肢肌肉消瘦，皮肤松弛，腹胀，肠形显露，无明显压痛，听诊后腹部有少量过气声；舌红苔薄白，指纹淡紫。

辅助检查：2008 年 6 月 27 日在平邑县中医院行钡灌肠检查。X 线正位片示横结肠、降结肠可见大量气泡，侧位片示降结肠远端及直肠近端有一约 4cm 长明显狭窄段。

中医诊断：积聚（肝脾失和）。

西医诊断：先天性巨结肠。

治法：健脾益气，理气助运。

处方：分手阴阳 100 次，补脾经 300 次，清肝经 300 次，清大肠 500 次，掐揉四横纹各 50 次，运内八卦 100 次，分推腹阴阳 200 次，摩腹 300 次，拿肚角 5 次，按揉肝、脾、胃、肾俞各 50 次，推下七节骨 300 次。

7 月 2 日诊：第 1 次推拿后，日大便 5 次，质、量均正常，色黄，有矢气排出，且声音响亮，腹胀明显减轻，精神好。前方继续治疗。

7 月 6 日诊：前几日患儿情况如上，其母述自第 5 日起，大便日 2 次，质、量可，但矢气少，腹胀，肠形显露，给予摩腹和拿肚角，仍不能矢气，昨晚发热，体温 38℃ 左右，自服退热抗感冒药，热未退。上方加清天河水 300 次，改补脾经 500 次。

7 月 8 日诊：昨晚腹胀甚，哭闹不安，颈部见少量疹点，家长给予温盐水灌肠，排出大量气体，腹部变软，舒适入睡，并全身出现皮疹。诊断为"幼儿急疹"。上方去清天河水，余同前。

7 月 10 日诊：疹退，大便每日 5~6 次，量、质均正常，有矢气，精神明显好转。因家为外地不能久留于此，将推拿方法教于家长，嘱其每日推拿 1~2 次。及时添加辅食，增加营养，便于大肠传送糟粕，并配中药，紫苏 6g，仙人头 12g，炒卜子 6g，苡仁 6g，砂仁 3g，焦三仙各 6g，炒白术 6g，厚朴 3g，桃仁 3g，水煎服，每周 5 剂。

嘱其腹胀甚时可用芒硝做成袋进行腹部外敷。

7 月 12 日，其父来电述患儿精神好，无哭闹，有时虽无大便但矢气多并响亮，腹不胀，纳少，小便正常，睡眠好。7 月 13 日，电话告知其母每日给患儿推拿 1 次，之后大便每日 1 次，持续半月，其余情况均正常。8 月 29 日，其母来电述，最近 4 天，大便每日 4~5 次，矢气少，腹稍胀，问是否改方，嘱其拿肚角增加 5 次，摩腹加重手法，继续治疗。

此类患儿须连续推拿 3~6 个月，每日推拿 1~2 次，直至 1 周岁后饮食增加，能自主排便后改为隔日推拿 1 次，直至 3 岁以后，不出现便秘、腹胀等其他症状后方可停止治疗。

9 月 1 日，家长来电述患儿大便日 4~5 次，有时乳糜样便，能进食，精神好，嘱查大便常规，发现有潜血，嘱前方去摩腹及拿肚角，其余同前，继续治疗。9 月 16 日来电述，患儿大便常规正常，潜血阴性，嘱加摩腹。

按语：患儿便秘腹胀出生具有，故属先天禀赋不足，肠腑通降失司，面黄肌瘦，皮肤松弛，属脾弱气滞，精微吸收不足，以致荣卫失养（其母怀孕时，呕吐剧烈，饮水不进，后又因惊吓、担忧，郁郁不快，心情不畅），故治宜健脾益气，理气助运。

◎案例二

赵某，女，4 个月，2008 年 7 月 6 日初诊。

主诉：患儿大便不通畅 4 个月。

现病史：患儿系第 1 胎，足月顺产，产后 24 小时内胎便排泄不畅，1 周后才排尽，自后 3～4 天大便 1 次，质稀色黄，臭味大，腹胀，吃乳时好时差，小便正常，睡眠好。

查体：发育营养正常，精神好，面色略黄无泽，舌红苔淡白，指纹紫滞，腹胀，肠形不明显，肠鸣音不亢进，肛门不红。

辅助检查：2008 年 7 月 6 日行钡灌肠检查，报告示：肛门插管顺利，钡剂依次进入直肠、乙状结肠、降结肠、横结肠、升结肠，可见肠管轻度扩张，24 小时复查，结肠内仍见钡剂滞留，肛门距直肠远端见长约 6cm 空虚段。符合先天性巨结肠 X 线表现（肛管型）。

中医诊断：便秘（脾虚气滞）。

西医诊断：先天性巨结肠。

治法：健脾益气，行气导滞为主。

处方：补脾经 300 次，清大肠 500 次，分手阴阳 100 次，掐揉四横纹各 50 次，摩腹 200 次，拿肚角 5 次，推下七节骨 300 次。

7 月 22 日诊：家长代述，患儿每日推拿 1 次，每周 5 次，经推拿后大便 2～3 日 1 次，量不多，质好，矢气多，臭味不大，精神好，夜眠安。

8 月 14 日诊：患儿外祖父述，自 8 月 8 日起，大便已每日 1 次，质好，量正常，自然通畅，腹胀消失，效不更方，按原方继续推拿，并建议逐步增添果蔬及其他辅食，以使脾胃强壮，使糟粕易于导下。

8 月 27 日诊：家长代述，26 日大便未行，今晨大便 1 次，质好、量正常，精神好，体重增长。按原方继续推拿。

按语：本案患儿自出生后，胎粪排出延迟，腹胀，便秘，纳乳不香。证属脾气虚弱，气滞便秘。故治疗时宜以健脾益气，行气导滞为主。故取补脾经、分手阴阳以健脾理气，清大肠、掐揉四横纹、推下七节骨以行气导滞。

◎案例三

吴某，女，1岁11个月，2001年3月8日初诊。

主诉：便秘加重1周

现代史：患儿系第1胎，足月顺产，产后3天无胎便，并出现呕吐，滴水未进。第8天开始出现黄疸，在当地医院抢救，经鼻饲钡透未发现异常，排除先天性巨结肠，经用"青霉素"静滴后症状减轻。8个月开始大便时稀时干，排便不规则，每次必须用"开塞露"。今年2月初患儿出现发热，体温38.5℃，扁桃体肿大，用抗生素治疗后热未退，咳嗽加重，并出现腹胀、烦躁、啼哭不安，大便5日未行，于泰安某医院行灌肠后诊断为"先天性巨结肠"，准备手术。患儿家长在与病友交谈中得知推拿可以治疗，后辗转找到笔者。患儿到我院门诊时大便已5日未行且无便意，腹胀，纳差，小便正常，夜眠好。

查体：发育营养一般，精神好，面色略红，山根青筋横截，指纹紫红并滞，腹胀如鼓，无明显压痛，左乙状结肠瘀结有粪便块。

辅助检查：钡灌肠报告（2001年2月12日）：片序1~6位置正侧位片，示肛管插入后通行，灌入钡造影剂充盈肠腔，直走结肠曲后拔出肛管，直肠中段一局限性环形狭窄，其近端肠腔增宽扩张，其内钡剂混杂粪便，排便后仍有部分大便滞留，余未见异常，影像学意见为先天性巨结肠。

中医诊断：盘肠瘀。

西医诊断：先天性巨结肠。

治法：行气消积。

处方：分手阴阳 100 次，清板门 300 次，清大肠 500 次，运内八卦 100 次，掐揉四横纹各 50 次，分推腹阴阳 300 次，拿肚角 1 次，推下七节骨 300 次，推下承山 100 次。

3 月 9 日诊：经第 1 次推拿后，患儿大便 3 次，质坚硬量多，食欲明显好转，精神好。

3 月 10 日诊：第 2 次推拿后大便 2 次，质粗量正常。第 3 次推拿后，大便日 1~2 次，质、量均可。

3 月中旬因发热，体温 38.3℃，扁桃体发炎，又出现大便不通。原处方加清天河水，掐揉少商，揉扁桃体外方。第 2 天热退，到第 5 天才开始排便，大便质粗硬，表面带血。为防肛裂，推拿后嘱家长同时配合开塞露。

3 月 26 日诊：大便日 1 次，量少质坚硬，前方加揉二马 500 次。

3 月 28 日诊：无大便，纳食减少，恋母乳，但精神好。

3 月 29 日诊：大便 1 次，质先干后稠，量多。

3 月 31 日诊：大便 1 次，质干量少，精神好，面色有泽。

因其家住外地，故将推拿手法教授予家长，嘱其每日推拿 1 次，每周 6 次，坚持到患儿 3 岁以上。

2012 年 5 月，吴某姨妈带其子来此治疗心肌劳损时，交谈中得知吴某目前一切正常，将入初中。

按语：临床上遇见的患儿多数医院建议手术治疗，因家长于心不忍，而来小儿推拿科就诊。患儿系热毒干扰胎元，肠道不通，大便不下，致三焦气机不利，肺气不降则出现咳嗽喘闷，胃气不降则见呕吐，肠腑气滞则腹胀及哭闹不安。故治疗宜以行气消积为主。

第四章　心肝系疾病

第一节　注意力缺陷多动症

注意力缺陷多动症又称轻微脑功能障碍综合征，是一种较常见的儿童时期行为障碍性疾病。以注意力不集中，自我控制力差，动作过多，情绪不稳，冲动任性，伴有学习困难，但智力正常或基本正常为主要临床特征。本病男孩多于女孩，多见于学龄期儿童。发病与遗传、环境、产伤等有一定关系。本病预后较好，绝大多数患儿到青春期逐渐好转而痊愈。

◎案例

杨某，男，6岁半，2005年5月7日初诊。

主诉：患儿上课不专注1年多。

现病史：患儿上课不专心，小动作多，智力、行动均落后于同龄儿童，上课不用眼看黑板、老师，曾就诊于北京某医院，诊断为"轻度多动症"，未行治疗。来本院后，追问其根源，妈妈说患儿4岁时其父因公出国，孩子思念父亲，每夜睡前必问爸爸什么时间回来，连续问长达3个多月，当时妈妈没能与孩子及时沟通，自后孩子性情渐变，当父亲回国时症状减轻，再度出国后又变得烦躁不安，答非所问，不午睡，纳好，大便偏干，小便黄，夜眠不安。

查体：精神一般，面色黄滞少泽，双下眼睑色暗如袋，舌红苔淡黄，脉浮数而大，腹胀，脑电图正常。

诊断：轻微脑功能障碍综合征（阴阳不交）。

治法：清心安神，交通上下。

处方：分手阴阳100次，揉小天心49次，清心经300次，清板门500次，清大肠500次，补肾经600次，揉二马50次，耳穴压豆双神门、心、肾。

5月8日诊：经推拿治疗后，当夜睡眠好，食欲增加。

5月9日诊：对喜欢的话题能够主动描述，与大人交流说话次数明显增多（如对喜欢的小动物会津津乐道）。

5月14日诊：最近几天均能睡午觉，能回答老师的问话。

5月15日诊：今天心情烦躁，易发脾气，对老师所问不肯面对。前方加摩心俞、肝俞、胆俞。

5月18日诊：最近2天，情绪明显好转，中午能午睡，下午能完成50道题，回答问题时能面对老师。说话多，面色转润，双眼袋黑色变浅，小便清，睡眠安。

经40余次治疗后诸症消失，学习成绩提高，说话有序，行为正常。

2007年中秋患儿父亲回国，全家亲临致谢，告知患儿一切正常，学习非常优秀。

按语：本病患儿智力正常，由于思念父亲，母亲缺少沟通疏导，长期抑郁，气结于内，阴阳不相接续。阳游于外而见情绪不稳，冲动任性，并有一定程度的学习影响。阴闭于内则心窍不开，出现神不守舍，注意力不集中，反应迟钝。治宜交通心肾，水火相济。用清心经泻无根之火，补肾经、揉二马滋养阴液，清板门、清大肠畅通中焦，使气机上下交通。合以分手阴阳、揉小天心，共奏阴阳贯通之功。

情志病治疗可利用五行生克，情志相胜的理论进行心理疗法，即用一种情态去纠正相应所胜的情志，如悲胜怒，怒胜思，恐胜喜，喜胜悲的情志相胜心理治疗，本案患儿因父亲远离，由于思念而生恐惧的特点，分散其精力，随以联系引导孩子开口说话，面对面而不生惧地逐渐打开话匣，逐步能主动接受治疗，顺利治愈本病。

第二节　抽动症

多发性抽搐症又称抽动－秽语综合征。其临床特征为慢性、波动性、多发性运动肌快速抽搐，并伴有不自主发声和语言障碍。起病在 2～12 岁，病程持续时间长，可自行缓解或加重。本病病因是多方面的，与先天禀赋不足、产伤、窒息、感受外邪、情志失调等因素有关，多由五志过极，风痰内蕴而引发。

◎案例一

衣某，男，6 岁，1980 年 11 月初诊。

主诉：患儿挤眉弄眼撮嘴 20 天。

现病史：因患儿顽皮，家长严厉斥责后，出现挤眉弄眼，家长以为孩子又调皮故意扮作怪相，仍责之，近 20 天来症状加重，甚至扭脖子作怪相，现患儿形神疲惫，食欲不振，平时大便不成形，这才引起家长注意，西医认为无须行药物治疗，至本院儿科给服中药，患儿不配合，故来诊。

查体：神气不足，面色淡黄失华，坐立不安，不时扭脖，撮嘴，挤眉弄眼，两手相交扭动，舌质淡红，苔薄白，指纹淡滞，脉沉细。

诊断：抽动症（脾虚肝旺）。

治法：温运脾阳，扶脾缓肝。

处方：分手阴阳300次，补脾经1000次，捣小天心100次，清心经200次，平肝经100次，补胃经300次，运内八卦300次，清板门300次，掐揉人中、兑端各100次，按揉心俞、厥阴俞、脾俞、肝俞、肾俞各100次，捏脊5遍，重提脾俞，疗程10次。

复诊：治疗1次后，撮嘴停止，并嘱咐家长不要过于集中注意孩子的动作。治疗5次后，颈项扭动、挤眉弄眼诸症见轻，继续按原方治疗1周后，患儿诸症消失，精神活动良好。

按语：患儿面色无华，烦躁不安，食欲不振，挤眉弄眼撮口，扭颈等动作时时发生，舌质淡，苔薄白，脉沉细。患儿素有脾阳不振，土壅木郁，"木曰曲直"，木欲达则动，故出现挤眉弄眼，家长一再责之，木郁欲伸则动作更频，出现撮口扭颈等动作。其本为脾虚，标为肝风。故治宜温运脾阳，扶脾缓肝。

抽动症患儿家长不要过分注意患儿的动作，引起患儿紧张，应通过各种方法转移孩子的注意力，及时疏导孩子情绪。

◎案例二

付某，女，9 岁，2006 年 5 月 7 日初诊。

主诉：双眼不自主眨闭 3 年余。

现病史：原因不明双眼不自主闭眨，挤眼，右眼较轻，左眼尤为明显。已经多方治疗，服中西药无数，仍效不显。患儿性格内向，学习成绩较好，自理能力可，其他状况正常。睡眠好，睡眠时挤眼动作消失。

查体：面黄少华，精神不振，双目无神，舌红，苔淡白。右眼不断挤眼（约每分钟 40 次，其中有 6 次用力挤）。双眼结膜不充血。口内无异常气味。左关脉弦细。

诊断：抽动症（阴虚风动）。

治法：扶土抑木，滋阴潜阳。

处方：补脾经 1000 次，清肝经 500 次，补肾经 1000 次，揉厥阴俞 500 次，揉心俞 500 次，揉肝俞 500 次，按揉攒竹、鱼腰、丝竹空、睛明、四白各 100 次。

12 次为 1 个疗程，每日 1 次。

复诊：共经 12 次治疗后左眼已看不出眨眼，右眼挤眨次数亦明显见少，此时患儿面色转润，进门能主动打招呼，其父述，推拿治疗完毕后患儿自觉全身舒服。

为巩固疗效，前方加按揉百会 300 次，推四神聪 300 次，总共 18 次治疗后症状全部消失，患儿心情开朗。

按语：患儿 9 岁，女孩，性格内向，问其话羞涩不答，其家长也是耿直之辈，话语极少，问诊所获信息量少，中医学认为，与情绪有关的疾病多责之于肝，"诸风掉眩，皆属于肝"，各种原因致肝风内动，产生本病，本例属情志不舒，引动肝风，肝木克土，肝病及脾则脾运失职，故肝风内动为本例目病的根源，本病应从肝论治，滋肾阴，平肝阳，以达水涵肝木的目的，并以扶土抑木，即补母强子之法，同时加行气运脾，痰消气畅，肝疏泄之职恢复，利用五行相生相克，使肝阴充沛，以制肝阳，肝阳平则肝风自止。

◎ **案例三**

鲁某，女，1岁9个月，2010年12月21日初诊。

主诉：患儿嘴向左歪5天。

现病史：原因不明出现嘴向左歪，开始以为孩子模仿他人动作，认为其聪敏乖巧，两三天以后发现无人逗玩时嘴亦向左歪斜，平素烦躁且脾气急躁，故来诊。

查体：发育营养好，精神好，面色正常，舌红苔淡黄，指纹紫至风关，左侧嘴角抽动时牵动人中处，20分钟内出现3次，左面颊轻度抽动。

诊断：抽动症（肝风内动）。

治法：镇惊息风。

处方：补脾经300次，清肝经300次，补肾经300次，掐揉精宁、威灵10分钟，按揉地仓、颊车、迎香、翳风各1~3分钟。

12月22日诊：左嘴角及面颊抽动次数明显减少，上午8点到12点仅抽动2次。

12月24日诊：经3次治疗患儿嘴角及面颊已不再抽动，情绪安定活泼，胃肠纳增进。

按语：因患儿哥哥曾患面瘫（面神经麻痹），由笔者治愈，故本例患儿一经发现，就来此求助，治疗较早。笔者认为，嘴角抽动仍属肝风内动，小儿"脾常不足"，易致痰湿内生，筋脉不通，痰阻生风。故补脾经、清肝经以治本，按揉地仓、颊车、迎香、翳风以治标。本病例治疗的重点在于掐揉精宁、威灵。威灵位于手背第2、3掌骨交接处凹陷中。《幼科推拿秘书》认为，"此穴与中指相连通心，急惊，双手掐此"。《小儿推拿广意》认为，"小儿手不能伸屈者，风也，宜威灵穴揉之"。故威灵穴具有开窍醒神，解痉通络的作用。而精宁位于手背第4、5掌骨间，掌指关节后凹陷中，相当于中渚穴，属于手少阳三焦经。《按摩经》认为，"掐精宁穴，气吼痰喘、干呕痞积用之"。《小儿推拿广意》认为，"掐精宁，治气喘、口歪眼偏，哭不出声、口渴"。故精宁穴具有化痰散结，通络开窍的作用。精宁、威灵并揉，能行气豁痰、开窍醒神，用于治疗痰气阻结之抽动症，尤为合适。

曲某，男，6岁半，1999年4月19日初诊。

主诉：患儿挤眼摇头半年余。

现病史：半年前开始出现挤眼，频率较快，曾于某院眼科检查，眼部无明显异常发现，逐步出现摇头，又至某院儿科就诊，仍未确诊。近日又出现头向左侧摇动，喉间经常不断"哼哈"有声，纳减，消瘦，消化不良，大便日1次，成形，质偏干，睡眠尚可，患儿自述右颈部作痛。

查体：发育营养可，面色萎黄，舌红苔薄黄，咽红，扁桃体Ⅰ度肿大，指纹青紫滞，至气关。头向左甩，每分钟约20次，双眼频眨，右侧胸锁乳突肌紧张，中下段压痛明显，局部无红肿。

中医诊断：慢惊风。

西医诊断：抽动-秽语综合征。

治法：健脾祛风，消导和中。

处方：分手阴阳 200 次，捣小天心 100 次，补脾经 300 次，掐心经 300 次，平肝经 500 次，运内八卦 100 次，掐揉少商 100 次，推下天柱骨 300 次，按弦搓摩 100 次，按肩井 20 次，颈阿是穴随病情而定。

4 月 22 日诊：经 4 次推拿治疗，右颈部仍痛，但摇头及眨眼次数减少，咽部"哼哈"声亦见少。查体：咽部红，扁桃体正常，舌红苔薄白，指纹青紫滞，至气关。右侧胸锁乳突肌紧张度见轻，已无明显压痛。

4 月 26 日诊：喉中"哼哈"声已基本消失，但因 3 天来推拿头向左甩次数多，有时胸部也向上挺。查体：双下眼睑及山根两旁色晦黄而滞。上方加清胃经 300 次，继续治疗。

4 月 27 日诊：经昨天推拿后颈部甩动次数减少（推拿 37 分钟内甩动 2 次），喉部作声 2 次，右侧扁桃体较左侧红，但均不肿大。按上方继续推拿治疗。

4 月 28 日诊：症状明显减轻，上课时不经意间仍有声音和其他动作。

4 月 29 日诊：喉部已不作声，偶尔点点头，挤眼动作消失，面色转润有光泽。

5 月 6 日诊：经 10 余次推拿后诸症未再发作，仅偶尔眨眼，最近因不明原因，每晚起荨麻疹，曾服"扑尔敏"，症状能消，但夜间又起。上方加肩井、曲池、合谷各 50 次，继续治疗。

8 月 12 日于本院药房巧遇其家长，相告其前述症状均已消失，老师反映上课专心，成绩提高。

按语：五脏六腑之精皆上注于目，眨眼挤眼属于九窍不和之症。《小儿药证直诀·肝风有甚》曰："凡病或新或久，皆引肝风，风动而上于头目，目属肝，肝风入于目，上下左右如风吹，不轻不重，儿不能任，故目连扎也。"

《幼科证治准绳·慢惊》描述："水生肝木，木为风化，木克脾土，胃为脾之腑，胃中有风，瘈疭渐生。其瘈疭症状，两肩微耸，两手下垂，时复动摇不已，名曰慢惊。"

本案以平肝息风、抑木扶土为法。以补脾经、运内八卦、清胃经调和脾胃，以平肝经、按弦搓摩平息内风，以分手阴阳、捣小天心、掐心经平衡阴阳、安神镇静。

第三节　病毒性心肌炎

病毒性心肌炎是由病毒感染引起的以局限性或弥散性心肌炎性病变为主的疾病。以神疲乏力，面色苍白，心悸，气短，肢冷，多汗为临床特征。本病发病年龄以3～10岁小儿为多。其临床表现轻重不一，轻者可无明显的自觉症状，只出现心电图改变；重者心律失常、心脏扩大，少数发生心源性休克或急性心力衰竭，甚至猝死。本病如能及早诊断和治疗，预后大多良好，部分患儿因治疗不及时或病后调养失宜，可迁延不愈而致顽固性心律失常。

◎案例一

张某，女，16岁，1995年12月12日初诊。

主诉：心慌胸闷加重2月余。

现病史：2个月前患者因发热后出现全身乏力、胸闷等症状，因其母为内科医生，随即为患儿做心电图检查，结果示患者明显心律失常、T波倒置等，立即至某院请专家会诊，又一次做心电图检查，最终确诊为"心肌炎"，给予"青霉素"静滴，每日1次，治疗2周后症状消失，继续上学。但患者在放学后仍感觉胸闷、乏力、纳差，不能参加跑步活动，上楼梯时症状明显，其母请中医会诊后，服中药1周余，因患者不忍药水苦涩，拒服，经熟人介绍要求推拿治疗。目前症状：心慌，胸闷，乏力，上楼梯或运动时症状加重，纳差，口气热，喜冷饮，夜间蹬被，小便正常，大便干，2~3日1次。

查体：精神疲惫，面色略黄，舌质红，苔薄黄，咽红，扁桃体Ⅰ度肿大。声音低而无力，口气重，有轻度口臭，心尖部第一心音钝，心律正常。脉细数，体温37.3℃。

辅助检查：心电图：S-T段偏移，T波倒置。血常规检查：白细胞计数8×10^9/L，血沉正常。

中医诊断：心悸。

西医诊断：心肌劳累（轻型）。

治法：益气养阴，宁心安神。

处方：清天河水5分钟，清板门5分钟，分手阴阳3分钟，揉小天心3分钟，掐揉心经1分钟，补肾经10分钟，运内八卦2分钟，捏脊5遍，重提后兼按揉厥阴俞、心俞、脾胃俞、肾俞。

12月15日诊：经2次推拿后食欲大增，夜间烦躁症状减轻。

12月18日诊：自述胸闷已明显减轻，上楼有时没有不适感觉。

12月25日诊：以上诸症基本消失。心电图报告基本正常。因患者要参加高考，学习较紧张，时间宝贵，将本方法教授家长继续治疗半个月以巩固疗效。

在治疗过程中曾再度咽部不适，家长停止治疗来门诊咨询。本人建议前处方加清肺经 5 分钟，平肝经 3 分钟，开璇玑 10 遍。

1996 年 9 月随访患者，诸症消失，精神好，纳正常，二便正常，心电图正常。

按语：患者因发热后引起胸闷、心慌、乏力等症状，故认为证属热毒侵心，耗伤气阴。治宜扶正祛邪，调整阴阳，益气养阴，宁心安神。以清天河水、清板门清上中焦余热，运内八卦、分手阴阳调和全身气血。补肾经推拿 10 分钟、掐揉心经 1 分钟，以实现水火相济，欲除心火，必先滋肾水，否则会出现"寒之不寒"的现象。

少阴经脉环绕咽喉，在心肌炎的病程中，大都存在不同程度的咽部炎症，因此，应配合清热利咽的手法，以防邪自咽喉内侵心脏，故常用清肺经、平肝经、开璇玑，使咽喉疾病得以及时治疗，防止邪毒入里。

◎案例二

景某，男，4 岁 7 个月，2009 年 4 月 6 日初诊。

主诉：反复感冒、乏力 1 月。

现病史：患儿自 3 月初至 4 月初感冒 4 次，经中西医药治疗后，症状时轻时重，目前仍鼻塞，咳嗽，咽痛，不自主叹息，易疲劳，纳可，并喜肉食，大便偏干，小便正常，睡时出汗多，夜间尤甚，能湿透衣被，最近查肝功、心肌酶谱异常，因不愿接受住院治疗，故来此要求配合推拿治疗。

查体：体温 36.6℃，精神稍差，面色白，舌红苔淡黄，咽红，扁桃体不大，脉细数，闻有鼻音。

辅助检查：2009 年 3 月 25 日肝功加心肌酶谱：谷丙转氨酶 33.4U/L（↑），球蛋白 19.7g/L（↓），谷草转氨酶 18.5U/L（↑），乳酸脱氢酶 299U/L（↑），乳酸脱氢酶同工酶 107U/L（↑），丙肝抗体测定阴性，抗甲肝抗体 IgM 阴性。乙肝五项：乙型肝炎表面抗体阳性，其余四项阴性。血常规：中性粒细胞比率 44%，淋巴细胞比率 47.60%。

诊断：病毒性心肌炎（风热犯心）。

治法：清热通络，理气安神。

处方：分手阴阳 300 次，捣小天心 81 次，清大肠 300 次，补脾经 500 次，揉外劳宫 300 次，清胃经 200 次，掐心经 200 次，补肾经 300 次，揉肾顶 300 次，运内八卦乾为主，摩心前区 200 次，按揉厥阴俞、心俞、肝俞、脾俞、肾俞各 50 次。

4 月 9 日诊：经 3 次治疗，鼻已通气，汗出减少，精神好，大便仍干，睡眠安稳。效不更方，上方继推拿治疗。

4 月 19 日诊：叹息次数明显减少，胃口大开，大便偏干，2～3 日 1 次。复查肝功加心肌酶谱：谷丙转氨酶 52U/L（↑），球蛋白 19.6g/L，谷草转氨酶 43U/L，肌酸激酶同工酶 30U/L，乳酸脱氢酶 286U/L（↑），乳酸脱氢酶同工酶 106U/L（↑）。前方加按揉大肠俞 300 次，推下七节骨 300 次。建议尽量清淡饮食。

5 月 29 日诊：共经 34 次推拿治疗，诸症消失，面色红润，精神活泼，体重增 1kg。

5 月 28 日肝功及心肌酶谱均在正常范围。

按语：本案小儿由于反复感受外邪，正气渐衰，邪由表入里，由肺犯心，故出现叹息乏力，汗出多，但其里热未清又加家长偏爱给营养过度，故治宜清里热，用清大肠、清胃经，用补脾经、运内八卦、捣小天心结合益气安神，以补肾经、掐心经加强藏精安神止息叹，以揉外劳宫护卫固本。摩心前区时不宜过急或过缓，应与心率大致同步。过急则致心气外泄，出现心慌气短，过缓则胸阳不振，胸膈满闷。汗为心之液，过汗则心阴阳俱损，故应用揉肾顶及时敛汗，防止气虚厥脱。

第四节　急惊风

急惊风为痰、热、惊、风四证俱备，临床以高热、抽风、神昏为主要表现，多由外感时邪、内蕴湿热和暴受惊恐而引发。

诊断要点：①多见于3岁以下婴幼儿，5岁以上则逐渐减少。②以四肢抽搐，颈项强直，角弓反张，神志昏迷为主要临床表现。③有接触疫疠之邪，或暴受惊恐史。④有明显的原发疾病，如感冒、肺炎喘嗽、疫毒痢、流行性腮腺炎、流行性乙型脑炎等。⑤中枢神经系统感染者，神经系统检查病理反射阳性。

必要时可做大便常规、大便细菌培养、血培养、脑脊液等检查，以协助诊断。

◎案例一

龚某，女，4岁，1993年8月4日初诊。

主诉：惊惧夜不宁5天。

现病史：5天前不小心跌入粪池中，拉出来即用凉水冲洗，当夜发热，体温38.7℃，面色时红时青，四肢厥冷，时有抽搐，惊慌尖叫，睡眠不宁。曾于某院及本院儿科诊治，热退但其他症状不减，经本院职工介绍来本科。

查体：患儿精神差，神气弱，山根青，面色青黄，舌红，苔薄白，指纹青至风关。声音低弱，口无异味。体温 37.2℃。

诊断：惊风。

治法：镇静安神。

处方：分手阴阳 200 次，揉小天心 100 次，掐心经 10 次，清心经 300 次，运八卦 100 次，按揉百会、大椎、印堂各 100 次，开天门、推坎宫、运太阳、揉耳后高骨各 100 次。

次日诊：夜眠安，神清气爽，精神活动如常，按上方继续治疗 1 次，痊愈。

按语：小儿幼稚识浅，神气未定，暴受惊恐，惊则气乱，恐则气下，以致气机逆乱，伤神失志。该患儿猝受惊吓，复感寒邪，内外交困，遂成惊风，出现惊哭、噩梦、发热、痉厥、抽搐等。因此，治以镇惊安神，以揉小天心、掐心经、运八卦安神养心，用四大手法配按揉百会开窍醒神。

◎案例二

王某，男，1 岁半，1997 年 4 月初诊。

主诉：患儿抽风反复发作年余。

现病史：患儿自半岁以后凡遇惊恐或要求他做不愿意做的事时就会大哭，大哭后即出现呼吸暂停，口唇青紫，全身强直，角弓反张，意识丧失，甚至出现抽搐，有时 1～2 分钟，最多 3～4 分钟后症状缓解（注：该患儿本次因患肌性斜颈到济南找笔者治疗，不料在治疗过程中因害怕生人出现了上述症状，要求先治本症）。

查体：神志不清，面色略青暗，口唇青紫，角弓反张，双侧瞳孔等大，对光反射存在。声息全无，心率快，呼吸浅。全身厥冷。

中医诊断：急惊风。

西医诊断：屏气发作。

治法：通窍止抽。

处方：掐揉人中、承浆、十王、印堂，拍肩井、心俞、厥阴俞，拿委中，推督脉及两侧足太阳膀胱经。发作时将患儿取头后仰卧位，轻拍其背部，以减轻发绀程度。

经上述操作后患儿先长出一口气，随后哭出声来，面色转正，其家长说患儿在家也经常这样，"碰到不顺心时就会气死的"。

按语：屏气发作的诊断要点：①突然哭叫一声后屏气，呼吸暂停，发绀，严重时全身强直，抽搐，持续时间较长，可有短暂意识障碍，哭出声后渐见缓解。②多见于突受惊吓或某种要求不能满足而情绪突变时。③发作频率不定，年龄多见于3个月到3岁，随年龄增长渐好。

本例患儿因不适应别人接触其颈部，故惊吓及气急攻心时气厥，手足冰冷，身强反折，急则治其标，以通窍止抽为主。

张锡纯在《医学衷中参西录》中说："小儿为少阳之体，是以或灼热作有惊骇，其身中之元阳，恒夹气血上冲以扰其脑部，致其脑筋妄行，失其所司而痉证作矣。"故于小儿发作痉证时即应急则治其标，待缓解后再治本，标本兼治，则自后不再反复。因惊骇得者，当以清心镇肝，安魂定魄。

注意事项：①正在惊厥时不宜进行详细检查，以免增强患儿的负担。②发作时不要惊慌，进行上述治疗一般均能缓解。③不要过分溺爱孩子，也不要训斥孩子。④平时避免情绪突变，养成良好的生活习惯。

第五节　慢惊风

慢惊风来势缓慢，抽搐无力，时作时止，反复难愈，常伴昏迷、瘫痪等。

慢惊风的诊断要点：①具有反复呕吐、长期泄泻、急惊风、解颅、佝偻病、出生不啼等病史。②多起病缓慢，病程较长。症见：面色苍白，嗜睡无神，抽搐无力，时作时止；或两手颤动，筋惕肉瞤，脉细无力。③根据患儿的临床表现，结合血液生化、脑电图、脑脊液、头颅 CT 等检查，以明确诊断原发病。

◎案例一

栗某，男，3 个半月，2004 年 12 月 14 日初诊。

主诉：患儿易惊，加重 2 个月余。

现病史：患儿出生后 3 天因闻大声响突受惊吓，而致手足抽搐，近 2 个月来患儿四肢抽搐逐渐加重，严重时出现角弓反张，啼哭不休，表情痛苦，以致白昼黑夜均需紧紧搂抱才睡，睡时短，易惊惕，小声说话或轻声咳嗽均能惊醒，因此纳乳无定时，自出生至今大便不调，日 2～3 次，质稀色淡黄，有大量泡沫及白色奶瓣，酸臭味重，白天小便频，十几分钟 1 次，量少，平时双拳紧握，双下肢交叉，不易掰开，心烦不安，夜间睡时摇头出汗。

查体：面色白略青，双目圆睁呈惊恐状，山根青，囟门平，头发稀疏不长，舌红苔少，指纹紫红，双手攥拳，拇指紧夹食中指间。啼哭声响而尖。腹胀，手足心热。

中医诊断：慢惊风。

西医诊断：手足搐搦症。

治则：缓则治其本，急则治其标，育阴潜阳。

治法：养肝息风，滋水涵木。

处方：分手阴阳 300 次，揉小天心 100 次，清肝经 300 次，掐心经 50 次，补脾经 100 次，运八卦 300 次，补肾经 300 次，掐精宁、威灵各 50 次，掐揉五指节 30 次，揉印堂、山根、人中、承浆各 5 次，猿猴摘果 24 次，按揉心、肝、脾、胃俞各 50 次。

2004 年 12 月 15 日诊：推拿后神情放松，哭笑自如，夜间不用紧抱在怀，可独自入睡 5 小时，夜间仅出现一次角弓反张。处方：按上方继续治疗 1 次。

2004 年 12 月 16 日诊：推拿后于晚 12 点左右，又出现先前症状，但抽搐程度较轻，角弓反张持续约 3 分钟，大便日 2 次，酸臭重，泡沫多，有白色圆形颗粒。处方：分手阴阳（阴重），揉小天心，补脾经，平肝经，补大肠，补肾经，揉印堂、山根，掐人中、承浆，摩囟门，猿猴摘果，次数同前。

2004 年 12 月 17 日诊：患儿诸症减轻，可自己入睡，4 ~ 5 小时醒后吃乳，小便后能继续睡眠。生化检查：碱性磷酸酶（AKP）228 U/L（正常值 15 ~ 112U/L）、磷 0.3mmol/L（正常值 0.6 ~ 1.6 mmol/L）、钙 2.61 mmol/L（正常值 2.0 ~ 3.0mmol/L）、镁 1.0 mmol/L（正常值 0.9 ~

1.8 mmol/L)。脑电图（2004 年 12 月 17 日）：正常睡眠脑电图。处方：按前方加揉艮卦 300 次。

2004 年 12 月 18 日诊：睡时轻微摇头，目前白天精神好，哭笑自如，右手拇指张开，双下肢不交叉，小便轻松，以前方巩固治疗。

该患儿共经 8 次治疗，先前所述症状均已得到控制，建议家长及时补充钙剂及维生素 D，多让患儿晒太阳，及时补充辅食，定期复查血钙、血磷及碱性磷酸酶。

按语：手足抽搐症，出自《太平圣惠方》第八十五卷，婴儿手足抽搐多因妊母被风邪所袭，儿出生后邪留脏腑不得宣通，复感风邪，因而发病，其症多伴有壮热呕吐，睡时多惊，心神不安，身体强直，双目上翻，治宜祛风解痉。双拳紧握，又称为手指挛急，为手指拘急弯曲，难以伸直的症状。多因寒凝，寒性收引，脉络不通，血不养筋，故治宜温经通络，也可因血虚、血燥而致血不养筋，治疗宜滋阴养血，柔肝解痉。故以按揉心俞、肝俞，揉小天心，清肝经，掐心经，掐精宁、威灵，掐揉五指节清心安神、柔肝解痉，揉印堂、山根，掐人中、承浆，猿猴摘果开窍醒脑。威灵穴可柔肝解痉，用于治疗手弯曲不伸有良效。

本例患儿因闻大声响而引发惊抽不止，惊惕不安，抽搐惊厥，又因其母喂养经验不足，凡哭即喂，使脾失健运，气机壅滞，肝失疏泄，引动肝风，故患儿抽搐惊厥加重。在治疗的同时加补脾经、运八卦、重揉艮卦、揉脾胃俞等调和脾胃，以固后天之本。

◎案例二

刘某，女，2 岁 9 个月，2015 年 3 月 1 日初诊。

主诉：惊厥反复发作 1 年余。

现病史：患儿起初因高热而致四肢抽搐，之后每次发热 39℃ 以上，即出现惊厥。近半年来在没有发热的情况下 2 次发作四肢抽搐、双目上视、牙关紧咬，口不吐沫、无异样发声。西医认为，因反复惊厥可能形成癫痫，已做脑 MR 及 CT，等待做 24 小时脑电图。在等待期间要求做推拿治疗。患儿行走及语言较同龄儿童稍迟，平素纳少、不喜饮、大便偏干，1~2 天 1 次，可自己排便，小便色黄频数，每 10~15 分钟小便，1 次，一般小便十来滴，偶尔尿量多点，夜眠不安，每夜 3 点左右会突然惊醒并指向窗户，有时口中念"怕"。其母问其怕什么，患儿回答怕爷爷奶奶，母亲给予抚摸安慰后可再入睡，每天 7 点左右起床。母亲孕期无明显异常，系足月顺产。

查体：精神好，面色黄，舌淡红，苔薄黄，腹软不胀。

中医诊断：慢惊风。

西医诊断：癫痫待查。

治法：去菀生新，温升乙木。

处方：分手阴阳，清胃经，清大肠，清肝经，揉总筋，捣小天心，补脾经，清肺金，补肾经，摩气海、关元，揉肺俞、心俞、厥阴俞、肝俞，推下七节骨。

3 月 11 日诊：经过 10 次治疗，目前精神好，纳虽少但可主动进食，小便 30~40 分钟 1 次，量多色清。前天眠不安，半夜惊醒，口中喊"怕"。昨夜睡眠安，最近精神活泼，两颊淡红，舌淡红，苔薄黄。处方：前方加运水入土、补肾经。

按语：黄元御在《四圣心源》中论述说"《子华子》：阴阳交，则生湿。湿者，水火之中气，上湿则化火而为热，

张素芳小儿推拿医案选

下湿则化水而为寒。然上亦有湿寒，下亦有湿热，湿旺气郁，津液不行。火盛者熏蒸而生热痰，火衰者泛滥生寒饮，此湿寒之在上者。湿旺水郁，膀胱不利，火衰者，流溢而为白淫，火盛者，梗塞而为赤浊，此湿热之在下者。便黄者，土色之下传，便赤者，木气之下陷。缘相火在水，一线阳根，温升而化乙木。木中温气，生火之母，升则上达而化火，陷则下郁而生热。木气不达，侵逼土位，以其郁热传于己土，己土受之，于是浸淫于膀胱。五行之性，病则传其所胜，其势然也。肝虚而肺邪乘肝，魂处不安故夜间呓语，故补肝心兼去贼（贼邪），贼去肝自安，泄肺以补肝。"

依据以上论述，本患儿病机在于肝木不升，虚风内动而发抽搐，魂无所处而夜不安寝。肝木下郁生热，传脾而浸淫膀胱，膀胱为州都之官，遇热则小便梗塞赤浊。故治疗应去菀陈莝以洁膀胱净府，疏肝运脾以助木升之势。

第五章　肾系疾病

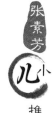

第一节　尿频

神经性尿频亦称为精神性尿频，好发于学龄前儿童，以 4~5 岁儿童为多见。主要表现为每天排尿的次数增加而无尿量增加，尿常规和泌尿系统 B 超检查为正常，排尿次数可以从正常的每日 6~8 次增加到 20~30 次，甚至每小时 10 多次。每次排尿很少，只能解出 50~60mL，有时仅几滴，并有尿不尽感，睡眠后则无尿频，常在上床睡觉前、吃饭、上课时加重。

神经性尿频的原因，主要有以下几方面：

（1）小儿的大脑皮质发育尚不完善，对脊髓初级排尿中枢的抑制功能较差，而且这一功能最脆弱，最易受损，这是小儿易患本病的内在原因。

（2）常由家庭成员的突然死亡、变换环境（如新入托儿所、幼儿园、上小学、住院等）、突然离开父母、害怕打针和考试等导致的紧张或焦虑所诱发。

（3）尿频与频繁训练小便有关，属于不良习惯或不良反射。

（4）中医有湿热、肺脾肾气虚不足等分型。故推拿治疗应按不同的病因证候辨证施治。

（5）孩子压力过大。

◎案例一

张某，女，6岁，1998年1月6日初诊。

主诉：尿急尿频半年余。

现病史：1年前因排尿时突然受惊吓而致尿中断，自后出现尿急尿频，每日无数次，每临午夜尤甚。1997年5月因症状加重住入某院儿科。给予"吡哌酸""丁胺卡那霉素"等，同时静滴"氨苄青霉素"1周，症状略改善出院，后在某院儿科、内科先后服中药半年，症状不得减，经友人推荐来找笔者治疗。家长诉患儿白天小便20余次，每次量少，色黄，质黏，尿在地上不易擦洗，每临夜开始至睡前小便20～30次，大部分无尿，患儿自觉急迫，直至尿出一滴尿才能上床休息，平时心烦易怒，不让大人看电视、大声说话，入睡后症状消失，醒后又复发，纳差，小腹急胀，口气臭，大便日1次，眠可。

查体：患儿面色晦暗，下眼圈发乌，两眉头不自主抽动，口气热、有味，舌体正常，舌质红，苔黄腻，脉细数。

辅助检查：尿常规：蛋白（－），尿比重1.015，白细胞0～4个/HP，红细胞（－），管型（－），尿胆原（－），潜血（－）。

诊断：劳淋（膀胱胀）。

治法：舒理肝气，通淋利尿。

处方：分手阴阳300次，清肝经500次，清补脾经1000次，捣小天心100次，运内八卦300次，清天河水1000次。

1月8日诊：家长异常高兴，说患儿白天尿急、尿频的症状已明显减轻，惟夜间如故，效不更方，继续每日推拿1次。

1月10日诊：家长述患儿白天精神好，纳好转。见患儿面色已亮泽，黑眼圈已基本消失，舌苔薄黄，故改清补脾经为补脾经。

1月12日诊：家长述尿急、尿频症状有所加重。查小便常规：白细胞0～5个/HP，尿胆原（＋＋），说明患儿驱邪未净，虽气阴耗伤，但虚实夹杂，不宜用补法，故按1月6日处方加揉二马500次。

共治疗12次，诸症消失，夜间如常人，小便常规正常。家长抱怨自己说，"我们为什么这么笨，不知有小儿推拿这一科，若不然孩子兴许不会吃这么多苦"。

按语：患儿主症为尿急尿频，欲出未尽，小腹急胀，符合《灵枢·胀论》所说，"膀胱胀者，少腹满而气癃"，"膀胱胀"为病名，主要表现为小腹胀满和小便不利。气癃，即膀胱气化不利，故小便不通，其病机为气郁，肝气不舒则经气不利，气为血之帅，当气血相互关系失常时，就会出现各种气血失调的证候，故患儿出现胸胁满闷、易怒，均为肝失调达之症，纳呆为肝气郁而致胃气不振之症，气郁腹满，根据"抑者散之"的治则，采用舒理肝气为主，兼以清热利尿，取穴少而见效快。

在尿频的治疗过程中，患儿要保持安静，不要紧张，密切与医生配合。医者手法运用宜轻快、柔和、有节律。家长亦应放松情绪密切与患儿配合，及时鼓励患儿。

◎案例二

陈某，女，5岁，1999年6月10日初诊。

主诉：患儿小便频1年余，加重2周。

现病史：患儿1年前无明显诱因突然小便频数，每于环境变化或能引起情绪紧张情况下发作，频频上厕所，但量少，有时仅1~2滴小便，曾在某院儿科就医，诊断为神经性尿频，医生说不必治疗。2周前患儿入幼儿园，中午独睡，老师反应患儿小便次数达20余次，量少，有时甚至无尿，无特殊气味，老师以为孩子为逃避睡觉而调皮，与家长交流后引起双方重视。患儿纳眠可。

查体：面色萎黄无华，双目无神，咽红，左扁桃体Ⅰ度肿大，未闻及特殊气味，舌红，苔薄白。

辅助检查：小便常规：白细胞少许。

诊断：神经性尿频（气淋）。

治法：健脾益肾。

处方：分推手阴阳200次，捣小天心81次，补脾经600次，推肾经400次，揉二马300次，捏脊重提肾俞5遍，揉脾、胃、肺俞各50次。

6月18日诊：经1周治疗后纳好转，面色红润，小便次数明显减少，临睡前尿1次，能安静入睡。

后因其他病来诊，随访至今未复发。

按语：患儿尿急尿频量少，有时仅1~2滴，无特殊气味，面色萎黄无华，舌红，苔薄白等，常因中午独睡不适应环境造成紧张而出现，属肾气虚弱，恐则气下，小便无特殊气味，属肾气不足，脾肾两虚，气化失司，下元不固，故宜补脾益肾，以补脾经、推肾经、揉二马为主，同时以语言安抚，使其消除恐惧心态。

◎案例三

赵某，女，3岁8个月，2015年3月20日初诊。

主诉：尿频、遗尿半年余。

现病史：患儿半年来无明显诱因而出现小便次数多，尿液开始较清，稍停变白色，如米泔水样，有时有白色小颗粒，伴遗尿，白天睡午觉时遗尿1次，夜间遗尿2次，量多，有臊臭味。平时纳差，经常积食。

查体：面色苍白，精神不振，咽红，扁桃体Ⅰ度肿大，腹软不胀。舌体胖大，苔白厚，指纹淡紫滞。

诊断：①尿频（脾肾两虚，湿浊下注）。②遗尿（脾肾两虚）。

治法：利湿清热，培补脾肾，固摄下元。

处方：分手阴阳200次，捣小天心300次，清补脾经500次，清小肠300次，清肾经100次，摩气海、关元500次，按揉肺俞、厥阴俞、心俞、脾俞、肾俞各200次。

3月25日诊：白天小便次数减少，夜间仍遗尿，唤不醒，纳食较前多。处方：同前方，加掐揉四横纹、清补肾经（清300次、补100次）。

经治20余次后，小便频数情况改善，尿液质清，夜间偶有遗尿。患儿面色红润，纳食有明显增加。

按语：患儿平素脾胃虚弱，湿浊内蕴，日久中气不足，脾虚下陷，精微下泄而致小便混浊，发为遗尿、尿频。故治宜补虚泻实，先应以清小肠，掐揉四横纹，清补脾经，清肾经，按揉肺俞、厥阴俞、心俞，"开鬼门，洁净府，去菀陈莝"，达到利湿清热、荡涤通络的作用，再以摩气海、关元，按揉脾俞、肾俞培补中气，固摄下元。

◎案例四

张某：女，4 岁，2013 年 4 月 10 日来诊。

主诉：尿急尿频加重 8 天。

现病史：患儿因大便秘结来诊，经 4 次治疗大便秘结已明显好转，目前大便日 1 次，仅形态略粗质干，但最近 8 天尿频尿急，口渴，频频喜饮，喝水后十几分钟就开始排尿，连续 5~6 次甚至更多，尿量少色黄，无明显气味，入夜遗尿 2~3 次，不会自醒，用花椒水冲洗外阴，症状无明显改善。去省儿童医院门诊，诊断为"尿路感染"，给口服"头孢克肟" 5 天，症状无明显改善，来诊。

查体：精神可，面色略黄，舌质红，苔薄黄，咽红，扁桃体 I 度肿大，脉细数。

小便常规：白细胞 0~4 个/HP，红细胞 0~4 个/HP，上皮细胞（+）。

中医诊断：尿频（脾肾两虚）。

西医诊断：尿路感染。

治法：滋阴清热，健脾益肾。

处方：分手阴阳 200 次，捣小天心 49 次，清板门 300 次，清补肾经 500 次，揉肾纹 100 次，摩关元 300 次，按揉肺俞、脾俞、肾俞、三阴交各 30 次。

4 月 12 日诊：经 2 次治疗后小便频数明显见轻，口渴见轻。上方加清肺经 300 次。

4 月 13 日诊：小便量增加，色淡，大便正常，夜间能自己起床小便。

4 月 16 日诊：诸症消失，尿常规无异常。

按语：小儿由于身体虚弱，或过度疲劳，脾肺气虚，上虚不能利下，土虚不能制水，常易发生小便频数。小儿体质素弱，肾气不足，阳气尚微，不能约束膀胱而致气化不宣。故尿急尿频不但与肾与膀胱相关，还可因肺、脾两脏俱虚而致症状出现。

本案小儿原患虚秘，津液不足，出现口渴喜饮、便干的阴虚症状。阴虚生内热，水不得宁，故尿频、尿急、小便短赤。因久病伤阴，肾气不充，气化不宣，膀胱约束无能，故而小便不能自禁而发生遗尿。治疗应养肾阴，清虚热，健脾气。以清补肾经、揉肾纹、按揉肾俞、按揉三阴交养阴清热，以清板门、按揉脾俞促中焦健运，以捣小天心、分手阴阳、按揉肺俞对症治疗。

第二节　遗尿

遗尿俗称尿床，是指三岁以上的小儿睡中小便自遗，醒后方觉的一种疾病。本病偶可延长到十几岁，经久不愈。往往影响小儿的精神生活、身心健康及生长发育。

本病多由下元虚寒、脾肺气虚、肝经湿热等原因造成。

水液的正常代谢依赖于肺、脾、肾的气化，并与肝、胆相关。肾主司二便，下元虚寒，肾气不足，不能温养膀胱，膀胱气化功能失调，闭藏失职，不能制约水道而为遗尿。而肺主一身之气，有通调水道、下输膀胱的功能；脾属中土，性喜燥恶湿能制水。故脾、肺功能正常，则水液的输布和排泄方得正常，若脾肺气虚，上虚不能制下，致使无权约束水道，则小便自遗。另外，肝主疏泄，调畅气机，通利三焦，肝经郁热，热郁化火，迫注膀胱而致遗尿。

◎案例一

宋某，男，12岁，1993年10月初诊。

主诉：遗尿7年余。

现病史：患儿自5岁以来，每夜尿床1～2次，睡梦中找厕所，找到后即尿，醒后方觉尿在床上，白天有时不能控制，受冷时尤其明显，小便清长，入睡后不易叫醒，记忆力差，纳正常，大便正常。

查体：面色㿠白，形神疲乏，声音低沉，舌质淡红，苔薄白，脉沉细无力。

辅助检查：尿常规无异常，腰骶椎正位片未见异常。

诊断：遗尿（下元虚寒）。

治法：温阳补肾，健脾益气，固涩小便。

处方：分手阴阳（阳重）500次，补肾经1000次，补脾经1000次，掐揉二马800次，运内八卦500次，揉肾俞1000次，灸关元3壮，揉百会500次。

经6次治疗后遗尿次数明显减少，面色转红润，精神变活泼。共经12次治疗后诸症消失，家长告知，原来的小屋臊气满屋，现家长给做了全新被褥，孩子精神焕发，像换了一个人。

按语：《诸病源候论·小儿杂病诸候·遗尿候》云："遗尿者，此由膀胱有冷，不约于水也。足太阳为膀胱之经，足少阴为肾之经，此二经为表里，肾主水，肾气下通于阴，小便者水液之余也。膀胱为津液之府，既冷气衰弱，不能约水，故遗尿也。"

本患儿遗尿多年，夜间遗尿1～2次，白天亦不能控制，小便清长，遇冷加重，面色㿠白，形神疲乏，证属肾气不足，下元虚寒，肾与膀胱气虚，以致膀胱失约，小便不能自控。脾主藏营舍意，脾虚则睡梦多不易叫醒，记忆力差；脾虚土无以制水，故而小便量多。虚则补之，治以健脾补肾，温补元阳，固涩小便，重用补脾经、补肾经、揉肾俞、掐揉二马以壮先后天之本，揉百会以升阳提气，灸关元以温助元阳。诸法合用，确有殊效。

◎案例二

魏某，女，6 岁，1989 年 8 月初诊。

主诉：尿床 3 年余。

现病史：患儿近 3 年每夜尿床 2～3 次，一叫不及时就尿下，尿量不多，色黄，味腥臊，白天裤裆总是湿的，小便次数多，量少，色黄，夏天每天要换 6 条短裤。口臭，口角糜烂，口渴喜冷饮，夜间梦语齘齿，唇红，纳好，大便偏干，曾服中药数十剂，穴注阿托品等治疗，不见效，要求推拿治疗。

查体：面色黄暗，精神尚可，两口角糜烂，声有力，口气热臭，舌质红，舌苔黄，指纹紫红，脉细数有力。

辅助检查：小便常规：白细胞 0～2 个/HP。

中医诊断：遗尿症（肝经郁热型）。

西医诊断：遗尿。

治则：热则寒之。

治法：清肝泻火，导赤泄热。

处方：分手阴阳（阴重）500 次，捣小天心 300 次，掐心经 500 次，清心经 500 次，清心开窍 500 次，清小肠 1000 次，掐肝经 100 次，清肝经 800 次，清脾经 500 次，补肾经 300 次，揉丹田 1000 次，推涌泉 500 次。每疗程 10 次，每日 1 次。

经 3 次治疗后夜间小便能自己起来，口角糜烂消失，夜眠安，白天湿裤现象见轻。共经 6 次治疗后诸症消失，家长高兴地说，用推拿治疗，既不痛苦又不受罪。

按语：本证属肝经湿热，蕴伏下焦，热迫膀胱，湿热蕴络膀胱，热灼津液，故尿色黄，尿短频数，又因肝火内扰心神，故梦语龂齿。木郁化火，横克脾土，故出现口臭、口角糜烂，口渴喜饮，纳多，大便偏干等症。苔薄黄，脉细数有力，均为湿热所致。

肝经湿热型遗尿相对较少，治宜平肝泻火，清热导赤。选用捣小天心、掐心经、清心经、清肝经等为主穴。以清小肠导赤泄热，用补肾经、揉丹田加强膀胱气化，引火归元。

遗尿预防与保健：①不要歧视、打骂患儿，解除其紧张情绪。②下午 5 点后尽量少进流质饮食，晚饭菜中减少盐量，少喝水，以减少膀胱尿量。③建立合理有规律的作息习惯，夜间要定时唤醒患儿，鼓励自动上厕所。④特别重要的是要用劝慰和鼓励代替指责和惩罚。⑤在推拿治疗期间配合默念"今晚不尿床"，尤其是入睡前，要坚持不懈。

◎案例三

窦某，男，10 岁，2008 年 7 月 15 日初诊。

主诉：患儿遗尿 5 年余。

现病史：自出生后没有培养定时排尿习惯，目前每夜尿床 1 次，量少，有时尿后能醒，睡眠深沉，不易叫醒，纳少，大便正常，学习可，已服"健脾补肾颗粒"等，进行过理疗，症状无明显改善。

查体：精神一般，营养中等，面色略黄，舌红苔淡白，脉沉细，双尺弱，腹部无明显压痛。

辅助检查：腰骶部 X 光片示，骶椎隐裂。

诊断：遗尿（脾肾两虚型）。

治法：健脾补肾，益智醒神。

处方：分手阴阳 500 次，揉小天心 300 次，补脾经 500 次，补肾经 500 次，揉二马 300 次，摩气海、关元、肾俞、命门、八髎各 300 次。

7 月 18 日诊：夜间仍不能醒，尿床次数略减少，有时仅湿裤，尿量减少。

8 月 2 日诊：夜间小便已能控制，自己湿裤后就能醒来。

8 月 15 日诊：共经 20 次推拿治疗，诸症消失，告知痊愈。

按语：小儿白天小便次数多，憋不住尿，尿频尿急。中午睡觉也尿床，晚上小便次数特别多，1 小时 1 次，每晚尿 4~6 次，不叫就尿床上。上述情况，可以考虑是由于骶椎隐裂所致。骶椎隐裂的病人症状多在 7 岁以前明显，7 岁以后脊髓从骶椎回到第五腰椎，骶椎隐裂造成的脊髓粘连现象不复存在。因此，7 岁后还尿床大多数与骶椎隐裂没有关系。

本例患儿自幼未养成良好的排尿习惯，加之脾虚运化无力，肾虚气化失权，致湿浊内蕴，精髓难充，脑为元神之府，又为髓海，精髓不满则头目不清，湿浊困阻则睡不易醒，故而出现遗尿。因此，治疗应健脾补肾，益智醒神。证治相符，疗效较佳。

第三节　佝偻病

维生素 D 缺乏性佝偻病是婴幼儿时期常见的慢性营养缺乏性疾病。临床以多汗、夜啼、烦躁、枕秃、肌肉松弛、囟门迟闭，甚至鸡胸、肋翻、下肢弯曲等为特征。本病常发生于冬春两季，多见于 3 岁以下小儿，尤以 6～12 个月婴儿发病率较高。西医学认为，本病由于患儿日光照射不足，或维生素 D 摄入不足，或生长发育过快，或由于肝肾损害使维生素 D 的羟化作用障碍，导致钙磷代谢失常，引起一系列神经精神症状。如纠正不及时，最终导致骨骼发育障碍或畸形。

中医学认为，本病主要由于先天禀赋不足，后天喂养失宜，脾肾亏虚所致。

◎案例

于某，女，4 岁，1980 年 4 月初诊。

主诉：发现患儿两腿弯曲 2 月余。

现病史：患儿近半年来生长过快，身高超过同龄儿童，可其母发现患儿走路摇摆不稳，细查发现两膝不能并拢，平时患儿出汗多，夜眠不安，纳差，经西医诊断为"佝偻病"，给予口服"维生素 D"，连续 1 个月，后肌注"维生素 D_3"，每月 1 次，连用 3 次，出汗多、夜眠不安有改善，但双下肢症状无改善，要求推拿治疗。

查体：患儿精神一般，面色苍白少华，舌质淡，苔薄白，指纹淡红，头颅方大，声音低沉，呼吸正常，无特殊气味，双膝内翻畸形，双小腿呈"O"形。

诊断：佝偻病（心脾两虚）。

治法：补虚益气，养心宁神。

处方：补脾经 1000 次，运内八卦 500 次，分手阴阳 500 次，掐揉心经 100 次，按揉双膝眼、阳陵泉、足三里、捏脊、绝骨各 100 次，医者用左掌心扶住小腿内侧，用右掌心向里用力揉、推、扳，每次反复操作 200 次，并教其家长每日配合治疗 2 次。疗程 20 次，每疗程间歇 1 周。

患儿经 1 周治疗后出汗明显减少，食欲增进，以后的治疗过程中家长反映患儿体质增进。共经 3 个月治疗，双下肢"O"形腿消失，行走正常。

按语：患儿由于生长发育过快，下肢呈"O"形腿，并有出汗，夜眠不安，食欲不振，肌肉松软等，病机属于脾虚气弱，心血不足，治则虚则补之，治宜补脾益气，养血凝神。

本例患儿家长非常耐心，保姆保证患儿的每日治疗。故患儿恢复非常满意，但很多家长不能坚持，而是外用包扎固定等法，结果导致肌肉骨骼发育受限。另外，佝偻病的预防与保健也很重要：①坚持户外活动，常晒太阳，晒时尽量让较多的皮肤直接暴露于日光下。②合理喂养，多吃含有丰富维生素 D 的食物，如牛奶、蛋黄、肝类等。

第四节　癃闭

癃闭是由于肾和膀胱气化失司导致的以排尿困难，全日总尿量明显减少，小便点滴而出，甚则闭塞不通为临床特征的一种病证。其中以小便不利，点滴而短少，病势较缓者称为"癃"；以小便闭塞，点滴全无，病热较急者称为

"闭"。"癃"和"闭"虽有区别，但都是指排尿困难，只是轻重程度上的不同，因此多合称为"癃闭"。本病相当于西医学中各种原因引起的尿潴留和无尿症。

癃闭多因下焦湿热、脾肾气虚等原因造成。因此，本病的治疗除通利小便以外，还要因证候的虚实而施治。实证治宜清湿热，散瘀结，利气机而通利水道；虚证治宜补脾肾，助气化，使气化得行，小便自通。

◎案例一

姜某，女，6岁，1995年5月6日初诊

主诉：小便不通24小时。

现病史：无明显诱因而致小便不通24小时，患儿情绪烦急，今晨在本院急诊科导尿1次，现又下腹胀满，欲尿不得，由本院职工陪同前来找笔者诊治。

查体：患儿痛苦面容，情绪急迫不安，面红，小腹胀满如故。声粗息促，未闻及异常气味。小腹胀，膀胱充盈至脐下二指，拒按，舌红苔薄黄，脉细数。

中医诊断：癃闭（湿热下注）。

西医诊断：尿潴留。

治法：清热利湿。

处方：分手阴阳500次，捣小天心500次，掐揉小天心500次，清小肠1000次，推箕门1000次，按揉利尿点100次。

做完推箕门后，笔者用右手拇指轻轻按压鼓胀的膀胱边缘（利尿穴），按到计数10时患儿开始排尿，并畅通如流，所有在场的人都松了一口气，建议明天再复诊一次。

次日家长告知，患儿一切正常，小便畅通无阻，按前方利尿穴治疗1次。

按语：尿潴留一般与膀胱逼尿肌、尿道内括约肌（膀胱括约肌）、尿道外括约肌的功能失调相关。本患儿虽膀胱过度充盈，尿意急迫，但因尿道括约肌相对紧张，导致膀胱有尿不能排出。

利尿穴为经外奇穴，有研究表明，利尿穴引起排尿的机制为：①刺激该穴位能促进膀胱以下尿道周围组织急性炎症病灶的血管收缩，减少局部充血肿胀，使尿道获得畅通而达到排尿目的。②通过刺激该穴，促使支配膀胱的交感与副交感神经互相协调，促进膀胱平滑肌的收缩和抑制膀胱括约肌的痉挛。在操作时用力方向斜向尿道口，按压力度不宜过大。

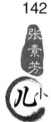

142

张素芳

小儿推拿医案选

◎案例二

苗某，男，2岁，本院儿科住院病号。

主诉：小便2日未行。

现病史：因患严重腹泻入院半月余，已下病危通知，2天来虽膀胱充盈，但小便不下，家长要求为其排尿，但主管医生考虑到患儿已经奄奄一息，禁不起折腾，故要求笔者会诊，以推拿利尿满足家长要求。

查体：精神萎靡不振，双目无光，面色㿠白无血色，全身消瘦，囟门凹陷，声息低微，无力，皮肤弹性差，身冷，小腹胀，膀胱充盈有尿，无压痛，不拒按，舌质淡，无苔，指纹淡青而滞。

中医诊断：癃闭（气虚型）。

西医诊断：尿潴留。

治法：健脾运胃，温阳补气。

处方：推三关 5000 次，补脾经 1000 次，摩中脘 3000 次，揉关元 100 次，推箕门 500 次，摩百会 300 次。

手法宜轻柔，边推边注意患儿神色变化，推箕门时患儿尿下约 400mL 小便，较前有精神。

按语：本病属于癃闭的虚证。癃闭发病机理为脾虚气弱，中气下陷，清阳不升，浊阴不降，导致小便不通；或因肾气亏虚，三焦气化功能失常，膀胱开阖失司所致。《灵枢·口问》有"中气不足，溲便为之变"之说，说明脾的功能失调，可引起排尿的异常。而《素问·灵兰秘典论》说："膀胱者，州都之官，津液藏焉，气化则能出矣。"肾为先天之本，开窍于二阴，主司二便，司膀胱之开阖，脾为后天之本主运化水湿，只有脾肾双补才更有利于藏与泻，故治宜温补脾肾、益气启闭。

本患儿极度虚弱，气血双亏，气化失职，无气力排出小便，宜塞因塞用，以补开塞，治疗这真虚假实证，以推三关、补脾经、摩中脘鼓舞中气。局部以推箕门与揉关元穴作主穴。箕门为足太阴脾经穴，以箕门为主穴，可调补中气，健脾运湿，以助膀胱气化，使尿得出。关元为任脉之强壮保健穴，有补肾气、理三焦、通尿闭之功效。两穴相配，能调节后天之本脾的功能，进而补充先天之本肾的功能，脾肾气充，则肾气充足，下元固摄，膀胱开阖有度，则小便通畅。百会临近大脑旁中央小叶的高级排尿中枢，摩百会穴可醒脑开窍，促进排尿中枢发放冲动下行至膀胱而完成排尿反射。

第五节　尿失禁

尿失禁又称小便不禁，是由于膀胱括约肌损伤或神经功能障碍而丧失排尿自控能力，使尿液不自主流出。

中医认为，本病多与肺、脾、肾三脏不足，下焦湿热瘀滞有关。治疗以益肺健脾，补肾固涩，清热利湿，活血行滞。

◎案例

胡某，男，1岁3个月，2011年2月16日初诊。

主诉：小便失禁10余天。

现病史：因春节期间家长抱其出去玩耍时，突然对面窜出5条狗，向孩子狂吠，孩子当时吓得小便失禁，自后不论自己玩或者大人抱着，小便不由自主而下，每小时2～3次，小便清，无臭味，纳可，大便正常，夜眠不安，翻身多、出汗。

查体：精神可，面色惨白，舌淡红，苔淡白，指纹略青。

辅助检查：尿常规未见异常。

诊断：尿失禁（惊吓）。

治法：镇静安神。

处方：分手阴阳100次，捣小天心49次，补脾经300次，补肾经200次，运内八卦200次，摩气海、关元各100次，摩百会200次，摩囟门100次，摩心俞200次，猿猴摘果24次，八卦乾至震略重运7次、轻运10次，自巽至兑略重运7次。

2月17日诊：小便已正常，能主动提示尿尿，但夜间仍做梦啼哭。

2月18日诊：小便已正常，面色转红润，精神活泼，恢复常态，巩固治疗1次。

按语：小儿脏腑娇嫩，形气未充，尤其心气稚弱，猝然受惊，惊则气乱，心无所倚，神无所归，致气机逆乱。故可从镇惊安神，调理神志为主，分手阴阳使阴阳平衡，捣小天心、运内八卦、猿猴摘果镇惊安惊，补脾经、摩关元及气海、摩心俞补气生血，调理神志。

第六章 五官疾病

张素芳小儿推拿医案选

第一节 鼻　衄

鼻衄多见血从前鼻孔流出，或经后鼻孔流至咽部，出血量大时两种情况可同时发生。有时鼻血流至咽部，也可表现为"吐血"。鼻血咽下经胃肠道排出还可出现黑便。当出血量过大时，可引起失血性休克，危及生命。长期反复出血还可造成贫血。小儿鼻出血多发于双侧鼻中隔前部的毛细血管网。

导致儿童鼻出血的诱因主要有：①当鼻腔黏膜干燥、毛细血管扩张、有鼻腔炎症或受到刺激时就容易出现鼻出血，如各种鼻炎、鼻窦炎、鼻结核、鼻梅毒、鼻外伤、鼻中隔偏曲、鼻异物或鼻肿瘤等。②气候条件差，如空气干燥、炎热、气压低、寒冷、室温过高等都可以引起鼻出血。③有的小儿有用手抠鼻孔的不良习惯，鼻黏膜干燥时很容易将鼻子抠出血。④挑食、偏食等不良习惯，也可以造成因维生素缺乏而致的鼻出血。

同时，某些全身性疾病，如发热、白血病、血小板减少性紫癜、再生障碍性贫血等，也可以引起鼻出血。

◎案例

宋某，男，6岁半，2011年2月9日初诊。

主诉：鼻出血5年加重半月。

现病史：经常鼻出血已有5年余，秋冬季节出血次数多，近半月每日出血1~2次，量不多，每天早晨为多，有时睡中出血。患儿自幼饮食量少，需家长喂食，喜肉食，蔬菜、面食摄入量少，大便不调，有时2天1次，有时日1~3次，质不干，量正常，睡眠好。

查体：精神好，面色正常，舌红，中部有裂纹，苔淡白，腹胀，脉滑，右鼻塞而不通，有少量凝血。

诊断：①鼻衄（火热上炎，迫血妄行）。②厌食。

治法：祛瘀通络，行气健脾。

处方：分手阴阳100次，补脾经500次，掐揉四横纹各100次，掐揉右端正50次，运内八卦200次，摩腹300次，捏脊7遍，捏厥阴俞2次，重提膈俞、肝俞、脾俞各2次。

2月10日诊：今晨6点两鼻孔出血量不多，上方继续治疗。

2月11日诊：今日未见鼻出血，精神好，能主动进食，但量少。

2月13日诊：吃饭香，大便软，通畅，矢气多，鼻出血止。

2月14日诊：纳可，腹胀，鼻塞。上方加揉迎香100次，分推腹阴阳300次，按弦搓摩100次。

2月15日诊：腹胀转轻，纳好转，喷嚏时右鼻孔少量出血。

在当年暑假偶遇其家人，说一切均好，身体长高了，鼻子再没出血。

按语：本案见阴虚火旺却不滋阴降火、凉血止血，而是从健脾入手，是何原因呢？原来该患儿自幼饮食量少，偏食，大便时干时稀。其标虽有火旺迫血，但其本在于脾失健运，脾土失健不能上输于肺，肺无津则燥，秋冬季节本有气燥，因而加重了肺燥，故于秋冬季出血较频。因此，治疗不可"头痛医头，脚痛医脚"，治疗以补脾经为主，配合掐揉四横纹、运内八卦、摩腹，使脾气健运，以捏脊并重点刺激膈俞、肝俞、脾俞，加强祛瘀通络、化生新血的作用。

第二节　乳蛾

乳蛾是小儿多发疾病之一，因其喉核肿胀形状如乳头，或如蚕蛾，故名乳蛾。在临床上有急性和慢性之别，即现代医学的急性扁桃体炎和慢性扁桃体炎。急性者，往往起病较急，恶寒发热，咽喉疼痛，吞咽不利，喉核红肿，或见化脓，甚则高热惊厥；慢性者，可不发热，或偶见低热，咽干咽痒不适，喉核肿大，经久不愈，兼有干咳少痰。在慢性病程中，可有急性发作。

本病一年四季皆可发病，尤以冬春气候骤变之时发病较多，每因感受外邪或过食炙煿致病情反复发作，甚至因气血瘀滞而成石蛾。

◎案例一

李某，女，8岁，2010年12月2日初诊。

主诉：发热2天。

现病史：近 2 天发热，体温一般 38.5～39.3℃，头晕，咽痛，恶心欲吐，怕冷，无喷嚏、流涕症状，小便正常，大便偏干来诊（因发热高家长很担心，要带患儿到医院打吊针，患儿坚决要找张奶奶推拿，妈妈拗不过只得过来）。

查体：精神不振，面色黄、无泽，体温 40.5℃，舌红苔黄厚，咽红，两侧扁桃体色红并肿大，脉数，手足冰冷，唇颤，身寒战。

辅助检查：血常规：白细胞 14×10^9/L，中性粒细胞百分比 79.5%。

中医诊断：乳蛾（寒包热郁）。

西医诊断：急性扁桃体炎。

治法：清热泻火，利咽消肿。

处方：推上三关 100 次，推指三关 500 次，分手阴阳 300 次，揉小天心 200 次，水底捞明月 300 次，掐揉少商 50 次，拿风池 50 次，拿肩井 50 次，拿大椎 500 次，揉风门 100 次，揉肺俞 300 次，揉脾俞、胃俞 300 次。

推完体温 38.9℃，嘱回家配合物理降温，必要时可服退热药。

12 月 3 日诊：上午发热轻，下午 4 点体温又 39.1℃，胃部不适，恶心，咽痛。上方加揉扁桃体处方 300 次，捏挤足太阳膀胱经，肺俞、厥阴俞、膈俞、肝俞、胃俞左右各一，待瘀紫，患儿放声大哭，体表微微出汗。

12 月 4 日诊：妈妈足未入室便叫退烧了，患儿精神焕发，情绪好，自述刚学完奥数，问她还有哪里不适，患儿表示头不晕，咽略干，胃口大开。查体：扁桃体明显缩小，仍红，嘱清淡饮食，不喝冷饮，上方去捏挤诸穴，余同上。

12 月 5 日诊：家长述，昨晚鼻子出血，余症均消，按前巩固治疗 1 次。

按语：本病外有寒包，内有郁热，故而出现恶寒、高热，邪热上攻于咽喉，脉络受阻，故喉核红肿，吞咽疼痛，恶心欲吐，症属外寒内热壅咽阻喉。因此，治疗应解表透热，利咽消肿。表解之后，体温稍降，但下午热重，提示内热入营，遂加捏挤法，营热泻出，体温终降，乳蛾肿胀减轻。余热迫血于上，自衄而愈。

乳蛾的治疗在不同阶段应用不同的治疗方法。在初起以解表清胃为主，热盛则削其有余，热入营血，就需凉血散血，不可单用清热手法或穴位，以免造成正气损伤而邪气犹存的局面。

◎案例二

李某，男 1 岁 2 个月，2014 年 5 月 30 日初诊。

主诉：发热 9 天。

现病史：体温最高 39.6℃，患儿呕吐、纳呆、口臭、牙龈红肿、咽物痛。大便 2 日 1 行，色黑，味臭，小便黄，腥味重。已服中药 1 周。昨天因高热不退到某院肌注退热剂一针，目前仍发热，下齿龈红肿并流口水。

查体：体温 37.3℃，精神不振，面色黄，舌红，苔黄中厚，下齿龈红肿，咽红，扁桃体Ⅱ度肿大。

中医诊断：乳蛾（阳明热盛）。

西医诊断：急性扁桃体炎。

治法：清热泻火，消肿利咽。

处方：分手阴阳 100 次，清板门 300 次，清大肠 500 次，掐揉四横纹各 100 次，水底捞明月 300 次，推下天柱骨 100 次，按揉肺俞、脾俞、大肠俞各 300 次，推下七节骨 100 次。

5月31日诊：当日大便1次，精神好，体温36.8℃，流口水少，吃乳有力。

6月1日诊：牙龈肿胀消，咽红见轻，未再发热。

按语：本例患儿病程长，邪已入里，中焦为脾胃所居，温邪传入中焦，常见阳明热盛，邪热稽留，耗气伤津。故以清板门、清大肠、推下天柱骨、推下七节骨攻下阳明积热，配合掐揉四横纹、分手阴阳行气，揉肺俞及脾俞、水底捞明月益气生津，清虚热。

第三节　腺样体肥大

儿童腺样体肥大是因小儿反复上呼吸道感染而造成的腺样体增生，临床出现鼻腔通气不畅，呼吸气粗，打鼾，憋闷，睡眠障碍的一种病证。鼻腔镜或鼻咽部X线可见肥大的腺样体。

◎案例一

季某，男，4岁3个月，2011年2月20日初诊。

主诉：睡时打鼾1年余。

现病史：3岁时开始睡觉打鼾，3岁3个月时去某院耳鼻喉科诊治，X片示"腺样体肥大"，建议手术治疗，家长拒绝，来此推拿。目前患儿鼻塞不通时轻时重，说话有鼻音，睡眠不安，睡时打鼾，张口喘气，一夜不闭，鼻不闻香臭已久，纳可，二便正常。

查体：精神可，面色黄少泽，舌红苔淡白腻，咽不红，扁桃体Ⅰ度肿大，鼻塞不通，音浊，口气热，双下眼睑有紫红色眼袋。

辅助检查：X 片示腺样体肥大。

诊断：腺样体肥大（肺胃积热）。

治法：清肺健脾，理气通窍。

处方：揉外劳宫 300 次，分手阴阳 100 次，捣小天心 81 次，补脾经 300 次，清肺经 500 次，运内八卦 100 次，揉迎香、鼻通各 100 次，按揉风门、肺俞、厥阴俞各 300 次。每日 1 次，疗程 30 次。

3 月 23 日诊：最近 1 个月来夜眠安静，打鼾声明显减轻，有时听不见，有时能听见，仍张口喘息。

4 月 22 日诊：精神明显好转，白天说话鼻音明显变清，纳食增进，面色转润，夜间打鼾明显变轻。

7 月 28 日诊：最近因打鼾轻，睡时基本能闭口，夜眠翻动明显减少，整体情况好，所以每周来诊所 1 ~ 2 次，以巩固治疗。

按语：腺样体位于鼻咽部，中医上称此处为"颃颡"。从其病变后的形态来看，腺样体虽体积增大但无肿胀疼痛，虽表面有少许血络包绕但整体无充血发红。《丹溪心法·痰》说："凡人身结核，不红、不痛、不做脓，皆痰注也。"因此，腺样体肥大应属于"痰核"范畴，痰浊和瘀血为主要组成成分。

痰饮生成的机制有多种，但不是所有的痰饮都会凝结成核。只有在两种条件下痰液才会凝聚成核。第一种条件是阴盛，"寒性凝滞"，腺样体之所以会发生增生，是痰浊在阴寒的作用下逐渐凝结而成。由于患儿阳气不足，或阴寒过盛，汇集于"颃颡"的痰浊不仅不能化气归于无形，反而会逐渐凝聚，进一步阻碍气血流通，脉络瘀阻，痰瘀互结成更加紧密的痰核。第二种条件是阳盛，"阳盛则热"，外感温热邪气或内生火热，上炎于"颃颡"，火热上炎，炼液为痰，灼伤脉络，痰瘀交结，着于患处，聚而成核。本例患儿便属第二种情况。

◎案例二

徐某，男，5岁8个月，2013年10月29日初诊。

主诉：呼吸气粗，夜间打鼾3年余。

现病史：3年前因夜间呼吸声粗、时有打鼾，在当地医院就诊，诊断为"腺样体肥大、扁桃体肥大"，治疗无效。3岁3个月时在济宁某医院进行鼻内镜、B超、X线等检查，结论同前。目前症状：白天喘气粗，心情烦躁，夜间睡时张口喘气，鼾声大，每夜憋醒2~3次，开始哭闹，哭醒后再睡，纳好，二便正常。在当地服中西药并推拿30次，病情无明显改善，经当地医生介绍来诊。

查体：形体胖，精神好，面色白少光泽，舌红苔薄黄，咽红，扁桃体Ⅱ度肿大，有淡黄色分泌物，鼻内有黄色黏涕，鼻音较重。

辅助检查：鼻腔内镜、X线、B超诊断意见为腺样体肥大。

中医诊断：①鼻窒。②乳蛾。

西医诊断：①腺样体肥大。②扁桃体肥大。

治法：养阴润肺，利咽散结，醒脑通窍。

处方：补脾经500次，清板门600次，清肺经400次，掐揉四横纹各50次，运内八卦200次，揉人迎300次，揉鼻咽点300次、鼻通100次、颧髎100次，按揉风门、肺俞、脾俞、胃俞各50次，拿风池10次，拿按肩井5次。

10月31日诊：经2次推拿后，前半夜已不打鼾，能合上嘴，睡得很香，夜间没吵闹。

11月1日诊：夜间很安宁，咳嗽已愈，无鼾声，纳好，二便正常。查咽不红，扁桃体正常。

11月2日诊：因淋雨着凉而致流清涕，无其他症状，前方加天门入虎口300次，推指三关300次。

11月4日诊：感冒流黏涕，夜间有时张口喘气，但面色已有光泽，神情活泼。

11月5日诊：昨晚睡眠平稳，张口次数少。

11月7日诊：经10次治疗，病情稳定，胃口大开，要求回当地治疗。

按语："咽者，一身之要，为肺胃气所属"。本例患儿素体肺胃热盛，复感外邪，风热之邪入里，循经上攻搏结于喉，血败肉腐，故化脓，炽盛灼热伤胃肺之阴，故虚火上炎，搏于喉间，喉核肿大，日久不消，是为热毒蕴积于胸膈之间，壅滞不散发为病也。

治宜标本兼顾，基于患儿有气阴两虚、热毒壅滞、痰瘀阻络的病机特点，养阴润肺，利咽散结，醒脑通窍，化痰通络。近端取穴：揉鼻通、颧髎、人迎，拿风池。远端取穴：补脾经、清板门、清肺经、掐揉四横纹、运内八卦、揉鼻咽点。躯干部取穴：按揉风门、肺俞、脾俞、胃俞，拿按肩井，局部治疗与全身调节相结合，远部取穴与近部取穴相结合。

◎案例三

亓某，男，7岁，2013年11月19日初诊。

主诉：打鼾鼻塞，仰卧位睡眠憋气4个月。

现病史：因鼻塞，夜间打鼾、憋气，于某医院拍片，确诊为"腺样体肥大"，建议手术治疗，因家长不同意，在省中医院口服"鼻渊舒"，外用中药敷，治疗后症状略改善。最近 1 周因感冒，鼻塞打鼾加重，仰卧位睡则憋气、易醒，纳差，夜眠不安，大小便正常。

查体：精神不振，面色苍黄，咽红，鼻中有白黏稠涕，通气不畅，双颧髎压痛明显，舌红，苔薄黄，脉浮数。

诊断：腺样体肥大。

治法：健脾燥湿，宣肺通窍。

处方：揉外劳宫 300 次，揉鼻咽点 300 次，补脾经 300 次，清肺经 300 次，运内八卦 100 次，四大手法各 30 次，揉鼻通、迎香、颧髎，拿风池，揉风门、肺俞、厥阴俞、脾俞、胃俞各 50 次，拿肩井 5 次。

11 月 22 日诊：经 3 次推拿后，鼻已通气，打鼾止，能平卧，夜能安眠。

12 月 25 日诊：精神好，面色有泽，纳好转，鼻已通气，无涕，二便正常。嘱其每周保健推拿 2 次。

按语：《续名医类案》卷十中有"邪之所凑，其气必虚，壮者气行则愈，弱者著而成病也"，说明正气虚是发病的根本原因。《灵枢·百病始生》说："风雨寒热不得虚，邪不能独伤人。猝然逢疾风暴雨而不病者，盖无虚，故邪不能独伤人。此必因虚邪之风，与其身形，两虚相得，乃客其形。"腺样体最初发病，正是由于肺气虚馁，不能固护于外，而致外邪入侵，客于颃颡，著而不去，导致经脉气血不畅，为痰核形成创造了最基本的条件。

因此，预防腺样体肥大的发病应从扶助正气入手，在有反复感冒、鼻塞流涕时应"未病先防"，以益气固表，调和营卫为治法。选用清肺经，补脾经，掐揉四横纹，揉太渊，揉列缺，揉鼻咽点（位于中指根中点），揉肺、脾、肾俞，拿按肩井。肺脾气虚者可揉足三里、揉外劳宫，温阳固表。急性发作期可重推清肺经，掐揉少商，揉一窝风，黄蜂入洞，以助解表散寒。

第四节　中耳炎

中耳炎，俗称"烂耳朵"，是鼓室黏膜的炎症。其表现为耳内疼痛（夜间加重）、发热、恶寒、口苦、小便红或黄、大便秘结、听力减退等。如鼓膜穿孔，耳内会流出脓液，疼痛会减轻。急性期治疗不彻底，会转变为慢性中耳炎。中医认为本病是因肝胆湿热（火），邪气盛行引起。

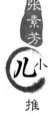

◎案例一

赵某，女，4岁半，2011年5月22日初诊。

主诉：右侧耳部疼痛10余日。

现病史：因咳嗽加重，于10天前出现右侧耳部疼痛，咳嗽、打哈欠时痛甚，经某医院五官科检查发现右耳鼓膜充血，诊断为"中耳炎"，给服头孢类药3天，症状减轻，目前咳嗽、打哈欠时右耳仍痛，纳差，大便干，小便黄，夜眠不安，要求推拿治疗。

查体：精神好，面色黄，舌红，苔淡黄，脉数，耳门、翳风穴拒按，两肺呼吸音粗。

诊断：①中耳炎。②支气管炎（风热外袭，肝火内盛）。

治法：外疏风热，内利肝胆。

处方：清大肠500次，平肝500次，分手阴阳200次，揉小天心100次，清肺经500次，推涌泉100次，揉听宫、听会、翳风、外耳轮各 100 次。

5 月 23 日诊：右耳疼痛明显减轻，但仍咳嗽，咳时右耳有痛感。

5 月 26 日诊：右耳疼痛基本消失，咳嗽明显减轻，纳好转。

5 月 28 日诊：咳嗽痊愈，右耳已不痛，大便通畅，小便正常，睡眠安。

按语：巢元方曰："耳者，宗脉所聚，肾气之所通，小儿肾气盛有热者，热气上冲于耳，津液壅结即生脓汁。"刘完素曰："耳者，心肾之窍，肝胆之经也，心肾主内症精血不足，肝胆主外症风热有余，或聋聩，或虚鸣者，禀赋虚也，或胀痛，或脓痒者，邪气客也。"

在解剖结构上，鼻腔通过咽鼓管连接耳道，因此上呼吸道炎症易累及相邻部位。本案患儿因风热咳嗽合并耳膜充血，经以平肝、宣肺、清热、养阴之法，轻巧治愈。

◎案例二

卫某，男，10 岁，2011 年 12 月 25 日初诊。

主诉：患儿双耳听力减退，耳鸣 1 周。

现病史：因出国交流学习疲劳而致听力下降，在某医院耳鼻喉科检查诊断为"分泌性中耳炎"，目前两耳堵塞积闷，听力不清晰，已接受静滴药物 1 天，药名不详，因不想继续打针而来诊。

查体：精神好，形体胖，面色略黄，舌红苔黄厚，脉弦数。两耳外耳道无明显分泌，闻诊鼻塞不同，鼻内分泌物多，色黄且黏，压痛明显，说话时可听到鼻音。

诊断：①分泌性中耳炎。②鼻窦炎。

治法：清热化痰，开窍启闭。

处方：分手阴阳100次，清板门500次，清大肠500次，揉外劳宫300次，按揉三阳络300次，按揉耳门、听宫、听会、翳风、风池、迎香、颧髎、风门、肺俞、肝俞、肾俞各50次。

12月26日诊：耳力增进，今晨流出大量黄脓涕，目前仍觉鼻塞不通。

12月28日诊：听力已正常，仍鼻塞流黄涕，有时能吐出黄痰，纳明显好转，睡眠安稳。

12月31日诊：说话时仍鼻音重。

2012年1月1日诊：听力正常，说话仍有鼻音，流黄涕、吐黄痰明显减少，因考试在即要求暂停治疗，教其揉迎香、外劳宫各500次，每日1次，巩固治疗。

按语：本案患儿来初诊时，主诉是双耳听力下降，但治疗过程中发现鼻音重，流黄脓涕多，转以治鼻为主，配合耳周的穴位，取得满意疗效，故患儿可能是鼻炎引发的咽鼓管炎症，继而引发中耳的炎症。因此，揉耳周、鼻周的穴位配合清胃泻热、畅通肠腑等，使湿热清、痰涕去，耳聪、鼻畅、头脑清醒。

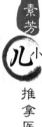

第五节　近视

近视是以视近清楚而视远模糊不清为特征的疾病。临床上有假性近视和真性近视之分，假性近视指用眼过度，睫状肌持续紧张，以致不能调节晶状体的屈光度所造成的视远不清，经休息后症状可以缓解或消失。真性近视眼睛发生轴性改变，即使经过休息，症状仍不能缓解或消失。

本病多由于先天肝肾不足，精血亏乏，后天用眼过度，精血耗损，偏食等造成精血生成不足，精血不能上荣头面，目失濡养，进而神光衰微，不能及远。

◎案例

某患儿，男，6岁，1995年初诊。

主诉：患儿视力下降加重1个月余。

现病史：患儿视力下降，视力左眼0.8，右眼0.6，1个月前去某医院眼科检查眼底，眼底镜见"视神经纤维变性，视乳头灰白色，其他状态无改变"，未进行特殊治疗，因服中药困难，遂尝试推拿治疗。

查体：患儿面色苍白，精神尚可，双眼视力为右眼0.6、左眼0.8，眼胞、眼球表面无异常。舌淡红，苔少，脉细缓。

辅助检查：眼底检查眼底镜所见：视神经纤维变性，视乳头灰白色，眼底苍白。

诊断：①慢性球后视神经炎。②视神经萎缩（气血亏虚）。

治法：养血行血，补益心脾。

处方：分手阴阳，运内八卦，补脾经，补肾经，揉睛明，揉攒竹，揉承泣，揉球后，拿风池，拿二马。

12次为1个疗程。

经6次治疗后患儿反映视物较前清楚，去某院眼科，原来接诊的大夫要求复查，眼检镜所见：眼底转红润，视神经纤维及乳头色转淡红。共治疗20次，患儿视力恢复到左眼1.5、右眼1.2。

按语：《诸病源候论》认为，视物不明、模糊不清的原因是"凡目病，若肝气不足，兼胸膈风痰劳热，则目不能远视，视物则茫茫漠漠也。若心气虚，亦令目茫茫。"本案患儿面色㿠白，舌淡红无苔，为心脾两虚、气血不足之症，目失所养，神气衰微，故出现视物不清。心肝为阳脏，不宜用补法，"虚则补其母"，因此治疗以补脾经、补肾经、拿二马达到补益心血和肝气的作用，配以拿风池、揉睛明、揉攒竹、揉承泣、揉球后以祛风通络。

推拿之初，家长心中无数，又怕白浪费时间、金钱，故特地去医院复查。经查眼底镜，发现孩子视力好转，家长高兴地说："这绝对是推拿的效果，因为在这阶段我什么药也没给吃，也没打什么针。"这样家长树立了信心，坚持治疗，最终取得了良好结果。

第六节　斜视、弱视

斜视是指两眼不能同时注视目标，属眼外肌疾病，可分为共同性斜视和麻痹性斜视两大类。共同性斜视以眼位偏向颞侧、眼球无运动障碍、无复视为主要临床特征；麻痹性斜视则有眼球运动受限、复视，并伴眩晕、恶心、步态不稳等全身症状。

弱视是指凡眼部无器质性病变、矫正视力低于0.9者，弱视是眼科临床常见的儿童眼病，是婴幼儿时期，由于各种原因，如知觉、运动、传导及视中枢等原因未能接受适宜的视刺激，使视觉发育受到影响而发生的视觉功能减退状态，主要表现为视力低下及双眼单视功能障碍。

弱视与斜视有密切关系，单眼偏斜可致该眼弱视，而弱视又可形成斜视。

◎案例一

马某，男，4岁，1995年5月初诊。

主诉：双眼球内斜半年。

现病史：患儿近半年来视物头总偏向右边，视物易疲劳，检查颈椎正常，颈部肌肉无明显肿块，后至眼科行散瞳检查，发现右眼视力下降，右眼0.3，左眼1.5，医生建议用眼部遮挡法，并配眼镜纠正屈光不正，但因孩子小不能配合，故来请本人治疗。

查体：患儿精神活泼，面色正常，双目注意力集中时双眼向内斜视，眼科视力检测右眼0.3，左眼1.5，舌红，苔少，指纹红，脉细数。

诊断：①共同性斜视。②弱视（肝血不足）。

治法：滋水涵木，舒经通络。

处方：分手阴阳300次，捣小天心300次，揉二马300次，平肝经200次，按揉攒竹100次、睛明100次、鱼腰100次、丝竹空100次、四白100次，拿风池50次，揉眼眶24遍。

每日1次，每周5次，1个疗程12次。

共经17次治疗，右眼斜视明显减轻，仅在看较亮的物体时，右眼有轻度内斜，嘱家长在家配合局部按摩，使视力尽快恢复。

按语：弱视是临床常见的儿童眼病，其发病原因是单眼斜视、未矫正的屈光不正或屈光参差，使某一侧眼睛视觉被长期抑制，进而影响视觉功能的发育，表现为患侧的矫正视力低于正常水平。

中医认为，弱视多由于先天禀赋不足，后天脾胃失养，导致精气不能上承，肝血不足以濡养双目，目失所养，神光发越无能，故而视力低下。故治疗时以揉二马、平肝经补益肝肾，以揉眼睛局部诸穴舒经通络。

◎案例二

许某，女，1岁7个月，2011年6月8日初诊。

主诉：左眼向外斜1月余。

现病史：5月患儿左眼间歇外斜，右眼较轻，济南某医院检查后诊断为"左眼间歇性外斜"，建议手术治疗，家长认为孩子小，希望先用非手术疗法。

查体：精神好，面色正常，左眼闭目时自然，张开略慢，左眼球向外斜，舌红苔少，指纹隐现。

诊断：左眼间歇性斜视（先天禀赋不足）。

治法：疏经解肌活络。

处方：分手阴阳300次，捣小天心向右100次，清肝经，掐揉四横纹，揉睛明、鱼腰、丝竹空、四白，拿风池，按肩井、脾俞、肝俞，摩眼轮（用食、中、无名指指面自丝竹空向上眼睑到目内眦至四白回到丝竹空，反复操作50圈）。

6月10日诊：近2日左眼外斜出现很少。

6月11日诊：其母反映患儿从房间出门时多次出现斜视，治疗同上，治疗时间20分钟，治疗过程中出现1次左眼外斜，停滞1~2秒后即恢复正常。

6月19日诊：其母代述，最近左眼外斜出现次数明显减少，从屋里向外看时偶尔出现1次。

8月5日诊：母述患儿最近2周左眼外斜很少出现。

2012年2月6日，遇其姥爷姥姥，告知患儿眼睛正常，一切皆好。

按语：中医认为，斜视的发生多为先天禀赋不足，眼带（眼外肌）发育不良而目偏斜与生俱来，或眼珠发育异常，致能远怯近，日久目珠偏斜。《诸病源候论·目偏视》中说："目是五脏六腑之精华，人腑脏虚而风邪入于目……晴不正则偏视。"《证治准绳·神珠将反》中说："谓目珠不正，人虽要转而目不能转，乃风热攻脑，筋络被其牵缩紧急，吊偏珠子，是以不能运转。"《审视瑶函·视一为二症》中则记载："此症谓目视一物而为二也，乃光华耗衰，偏隔败坏矣。"故而辨证论治多从先天禀赋不足和筋络挛滞两型入手，以健脾益肾、养血柔肝、舒筋通络为治法，进行局部与整体的调理。

第七节　耳聋

耳聋是指小儿听力下降或丧失的疾病。耳聋是临床常见的五官科病证，小儿由于耳聋影响感知外界的声音信息，可直接导致语言功能障碍而出现聋哑。所以早发现、早诊断、早干预有重要意义。本病见于西医学的神经性耳聋、传导性耳聋等。

传统医学认为，本病有虚实之分。实证多为风温毒邪侵袭，阻滞耳窍脉络；或情志不舒，郁而化火，气火上攻，耳窍失聪；或脾失健运，聚湿生痰，痰郁化火，痰火上壅耳窍；或调护失宜，气血逆乱或气血瘀滞，窍络阻闭。虚证多为先天禀赋不足，肾精亏损，髓海空虚；或久病耗伤，病后失养；或实证日久，气血亏虚，终致耳窍失养，发为耳鸣耳聋。

◎案例

赵某，女，1 岁 7 个月，2015 年 1 月 11 日初诊。

主诉：听力下降 1 个月余。

现病史：1 个月前因电锯的噪音刺激患儿出现听力下降，近 2 天患儿自己用手抓耳，叫她没有反应，烦躁，纳可，大便特臭，夜眠打鼾，最近在某医院测听力，右耳 90 分贝，左耳 40 分贝，未进行特殊治疗。

查体：精神好，形体胖，面色正常，舌红苔白厚，咽红，指纹紫红，两耳局部正常，无压痛，听力反应迟钝。

诊断：耳聋（阴虚火旺）。

治法：清热滋阴开窍。

处方：分手阴阳，清心经，清补肾经，揉外劳宫，按揉听宫、听会、耳后高骨，拿风池、风府。

1 月 15 日诊：治疗 4 次，有时听力好，有时无反应，左耳较右耳敏感，抓耳动作减少，仍口臭，大便 1～2 日一行，特臭。上方加清大肠。

1 月 16 日诊：最近喜抓右耳，但对声音较敏感，纳可，二便正常，夜眠不安，上方加捣小天心。

1 月 18 日诊：今天体温 37.5℃，舌苔厚，大便臭，手足心热，头颈部两侧热，上方加水底捞明月，掐揉四横纹。

1 月 19 日诊：经 1 次治疗后上述症状消失，去水底捞明月，继续治疗。

1 月 29 日诊：近 1 周听力进步不明显，因亲戚聚会人多嘈杂，听觉不敏感，原方加率谷，浮白（乳突后上方，当天冲与头窍阴之间），头窍阴（乳突后方，当浮白与完骨之间），清肝经，用食、中、无名指叩击头两侧足少阳胆经及耳周。

1月30日诊：精神好，活泼好动，听力较敏感，能及时转向有声方向。继续上穴治疗。

2月8日诊：听力明显进步，轻放音乐能敏捷回头，但家长认为左耳较右耳灵敏，前方加指击头部胆经转绕耳周的经络所属穴位。

按语：听力检查可观察其对声音、语言、耳语的反应，必要时可用音叉测验，耳聋分传导性和神经性两大类。传导性耳聋多由中耳炎引起，神经性耳聋是由听神经病变所致，常伴有耳鸣和眩晕，可通过检查耳蜗和前庭功能来确诊。

肾主藏精，属足少阴之经，开窍于耳，耳又是宗脉之所聚，若精气调和，肾脏强盛，则耳闻五音；若劳伤气血，兼受风邪，损于肾脏而精脱，精脱者，则耳聋。然五脏六腑、十二经脉有络于耳者，其阴阳经气有相并时，并则有脏气逆，名之为厥，厥气相搏，入于耳之脉，则令耳聋。本例患儿年龄较小，各脏腑器官成而未全，全而未壮，易为外来刺激所伤，一旦长时间受噪音所扰，必受其害。再者，患儿本有阴虚火旺，胃肠热盛，内外合邪，终致耳聋。

《保婴神术》《按摩经》手法歌有"耳聋多因肾水亏，掐取肾水、天河穴"之说。本方用补肾经以养肾精，清心经、清大肠以泄内热，配合按揉耳部周围经脉，使清气上升、虚火下降、脉络通畅，最终听力恢复正常。

第七章 运动系疾病

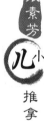

第一节 面瘫

面瘫是以口眼向一侧歪斜为主症的病证，又称为"口眼喝斜"。本病可发生于任何年龄，无明显的季节性，多发病急速，以一侧面部发病多见。中医认为，本病发作与劳作过度，机体正气不足，脉络空虚，卫外不固，风寒或风热乘虚入中面部经络，致气血痹阻，经筋功能失调，筋肉失于约束。

本病相当于西医学的周围性面神经麻痹，多因风寒导致面神经血管痉挛，局部缺血、水肿，使面神经受压，神经营养缺乏，甚至引起神经变性而发病。

◎案例一

孙某，女，2岁半，2010年12月16日初诊。

主诉：左侧面部瘫痪12天。

现病史：因突受寒冷而致左眼闭合困难，左侧嘴角向下垂，即去省立医院儿科，诊断为"面瘫"，给"维生素 B_6""维生素 C""利巴韦林"静滴10天，症状略好转，左眼仍不能闭合，嘴角明显歪斜流涎来诊。

查体：一般情况好，面色正常，左眼闭合不全，左侧额纹消失，左侧鼻唇沟变浅，左嘴角下垂，鼓嘴时漏气，舌红苔淡黄，指纹紫滞。

诊断：面瘫（左）。

治法：疏风散寒，舒经活络。

处方：四大手法，揉鱼腰、睛明、丝竹空、颧髎、迎香、颊车、地仓，拿合谷、手三里、风府、风池，揉肺俞，以左侧为主，右侧为辅。

12月18日诊：推拿后左眼闭时较前紧些，胃口大开，因多食而致伤食，夜间低热，腹泻，大便特臭。前方加清板门、清大肠、掐揉四横纹、顺摩腹、推下七节骨。

12月21日诊：左眼已能闭合，但尚不紧，笑时嘴角仍略向左撇，咳嗽、腹泻已愈，纳略差。

12月30日诊：共经15次治疗，面瘫完全恢复正常。

2011年6月4日，家长专程致谢，说在本所仅十几次就治好了病，同时又增进食欲促进生长。

按语：面瘫，中医又称"口㖞""口僻"，现代医学称"面神经炎"。《诸病源候论·风口㖞候》中认为："风邪入于足阳明、手太阳之经，遇寒则筋急引颊，故使口㖞僻。"本例患儿平素脾胃虚弱，时常积滞内停，阳明本不通畅，加之外邪所凑，气血愈加不畅而发为面瘫。治疗应疏风散寒，通络消积。故以四大手法、拿合谷、手三里、风府、风池、揉肺俞解其外感，以揉鱼腰、睛明、丝竹空、颧髎、迎香、颊车、地仓通其经络，后又加清板门、清大肠、掐揉四横纹、顺摩腹、推下七节骨消其积滞。诸法合用，终得良效。

◎案例二

鲁某，男，14 岁，2009 年 3 月 21 日初诊。

主诉：发现右侧口眼歪斜 2 天。

现病史：自述因被凉风吹而致，目前口眼歪斜，哭笑时尤为明显，食后残渣夹在右侧齿颊间，味觉减退，口角流涎，纳差，二便正常，睡眠可。

查体：右眉上抬无力，额纹消失，右眼不能全闭，口角歪向左侧，露齿试验时尤为明显，右侧鼻唇沟变浅，鼓腮试验右侧漏气，耳后压痛（＋），舌淡红周有齿痕，苔淡白，脉沉细而迟。

中医诊断：面瘫（气虚血弱，邪阻经脉）。

西医诊断：面神经炎。

治法：扶正祛邪，祛风通络。

处方：按揉攒竹、鱼腰、丝竹空、四白、鼻通、迎香、上关、下关、地仓、颊车、耳后高骨，拿肩井，按揉风门、肺俞、厥阴俞、肝俞、脾俞，捏挤双眉。

每日 1 次，每疗程 10 次。

疗效：二诊经推拿后自觉面部肌肉轻快感。经 5 次推治能蹙眉，皱额时抬头纹能过前正中线，闭眼能差 1mm，右嘴角仍漏气漏水。第 7 诊时皱额出现第 2 条抬头纹，舌知觉恢复，纳好转。10 诊时鼓腮已不漏气，精神好转。

按语：面瘫多由于正气不足，脉络空虚，卫外不固，风邪乘虚而入中脉络，气血痹阻而致。《杂病源流犀烛·风病源流》中认为："口眼歪斜，耳鼻常静，故风不作，口眼常动，故风易生，风摇则血液衰耗，无以养筋，故筋脉拘急，而目为僻。"该患儿本身气血虚弱，又外感风寒之邪，使经脉气血凝滞而不能濡养筋脉，故而致病。治宜扶正祛邪，祛风通络。局部按摩可促进气血运行，防止麻痹肌肉的萎缩。

第二节　屈指肌腱腱鞘炎

屈指肌腱腱鞘炎是由于屈指肌腱与掌指关节处的屈指肌腱纤维鞘管反复摩擦，产生慢性无菌性炎症反应，局部出现渗出、水肿和纤维化，鞘管壁变厚，肌腱局部变粗，形成状如豌豆大小的结节。当肿大的肌腱通过狭窄鞘管隧道时，可发生一个弹拨动作和响声，故又称为"扳机指"或"弹响指"。

◎案例

郭某，男，5个月，2004年12月16日初诊。

主诉：右手拇指伸直障碍5个月。

现病史：患儿出生时双手握拳不伸，3个月时发现右手拇指只屈不伸，5个月时仍只屈不伸，勉强伸直时关节作响，故来诊。

查体：患儿一般情况好，右手拇指指间关节屈曲，在外力帮助下右手拇指指间关节弹响后能伸直。右手拇指掌指关节内侧有黄豆粒样大结节，压痛不明显，在手指屈指时此结节有弹动感。

中医诊断：弹响指（筋挛肉缩）。

西医诊断：拇指屈指肌腱腱鞘炎。

治法：舒筋活络。

手法：按、揉、弹拨。

取穴：阿是穴。

操作：患儿取抱坐势，医者一手拿住患指，另一手拇指端按在腱鞘结节部位，被动进行拇指的屈伸活动，按在结节部位的拇指行弹拨分筋手法，并给活血止痛散外洗。

12月20日诊：经3次治疗后右手拇指伸直的时间增多，尤其是经热水熏洗后。

12月28日诊：右手拇指结节较前变软。

按语：患儿在胎中或产后经常握拳，在掌骨头相对应的指屈肌腱纤维管处受到掌骨头的挤压，而致组织劳损，腱鞘发生渗出，肿胀太久发生机化、肥厚、腱鞘狭窄，肌腱在鞘内受限，受压部分远端膨大，肌腱在活动时可产生弹响扳机现象。小儿弹响指经治疗一般预后良好，在初期以软坚散结的手法为主；待结节变小变软后，继而被动活动拇指关节并配以弹拨分筋，松解局部粘连；在关节扳直后，可用小管圈套在拇指上，加以固定。

第三节　腿痛

腿痛是指腿部肌肉、肌腱和关节韧带疼痛，中医称之为"痹证"，是由于风、寒、湿、热等外邪侵袭人体，致使气血运行不畅，经络痹阻，引起肌肉、筋骨、关节发生酸痛、麻木、重着、屈伸不利，甚或关节肿大灼热等为主要临床表现的病证。

◎案例

程某，男，6岁，1997年3月初诊。

主诉：患儿右腿痛、跛行6小时。

现病史：因坐拖拉机时左腿搁置在右腿上4小时余，

下车后即呼腿痛，并呈跛行，故来诊。

查体：痛苦面容，面色黄，呻吟，步行困难，平卧位上下肢相比，右下肢较左下肢长约1cm，右侧髋上棘有明显压痛，"4"字实验阳性，屈髋实验阳性，髋关节后伸受限。舌红，苔薄白。

辅助检查：右侧髋关节X线正位片可见关节位置正常，无明显骨质病变。

中医诊断：腿痛（气滞血瘀）。

西医诊断：髋关节滑膜炎。

治法：活血化瘀，舒筋通络。

处方：居髎、环跳、鼠蹊、阳陵、五枢，以拇指揉以上穴位，第1次先轻手法，治疗10分钟后，可逐步加重，但以其能耐受力度，然后以小鱼际擦法在髋关节周围及腹股沟深处，同时适当配合髋关节外展后伸、屈曲活动。

本例患儿共经2次治疗，症状完全消失，行走正常。

按语：髋关节滑膜炎，又称髋关节一过性滑膜炎。3～10岁男童易发，多为突然发病，右侧多于左侧。本例患儿因姿势不正加长时间颠簸风吹，致使右侧髋关节囊内水肿，造成无菌性炎症，引起剧痛和运动障碍。中医证属气滞血瘀，实则泻之，以活血化瘀，舒筋通络为法。推拿手法开始宜轻柔，并随着患儿耐受力的增加逐渐加重刺激量。

预防与保健：①坐立行走，应保持正确的姿势。②不要进行过度活动，特别是患病期间，宜适当休息，不宜坐硬板凳。③局部保暖。

第四节　落枕

落枕又名"失枕"，是由于睡眠时颈部位置不当，颈部扭转拉伤，或风寒侵袭项背，局部脉络受损，经气不调所致的颈部肌肉痉挛、强直、酸胀、疼痛，以致转动失灵的一类病证。本病轻者 4~5 天可自愈，重者疼痛严重并向头部及上肢部放射，迁延数周不愈。

◎案例

季某，男，4 岁半，2009 年 3 月 3 日初诊。

主诉：颈项痛 2 小时。

现病史：晨起洗漱后突然哭闹，叫喊"脖子痛"，头向一侧歪斜，不敢活动，故来诊。

查体：患儿头向右侧歪呈强迫势，前屈向左侧屈，左右旋转、后伸活动均受限，左侧胸锁乳突肌、斜方肌广泛压痛、肿胀。

中医诊断：落枕（痹证）。

西医诊断：颈肩部肌纤维炎（左侧）。

治法：疏风祛邪。

处方：摩耳后高骨、桥弓，拿风池、肩井，揉秉风、一窝风、膊阳池，时间 12 分钟。治疗后头已能慢慢抬起。

3 月 4 日诊：左侧颈项疼痛明显减轻，头基本能竖直，查左颈项及胸锁乳突肌轻度肿胀压痛，治疗同上。

3 月 5 日诊：诸症消失，活动自如，巩固治疗 1 次。

按语：小儿肌肤嫩薄，卫外未固，经脉柔弱，气血未充，若养护稍有不慎，睡卧姿势不正或夜间蹬被露体，风寒湿之邪中于肌表、客于经络，寒凝气滞，络脉不通，不通则痛，故用摩法为主，耳后及桥弓为重点穴，摩其臃肿，活其气血，祛风散寒，经络通则不痛，活动就能自如。

第五节　桡骨小头半脱位

小儿桡骨小头半脱位俗称"掉胳膊""肘脱勾"。肱桡关节由肱骨小头与桡骨小头凹构成，当略为内收的牵拉力作用于肘关节时，肱桡关节外侧张开，瞬间产生的负压力将很少一部分与关节囊结合的环韧带上缘吸入关节腔，嵌夹于关节间隙，即肱骨小头与桡骨小头陷凹之间，就发生相对位置增宽的桡骨头半脱位。

◎案例一

欧阳某，女，3岁，1997年6月初诊。

主诉：右上肢不能活动半小时。

现病史：因拉患儿上台阶，患儿突然啼哭，右上肢不敢活动来院。

查体：神情惊恐，面色正常，声息正常。右上肢自动保护位，右前臂旋前位，前臂不能抬，右肱骨外上髁压痛阳性，肘三角位置正常，舌质红，苔薄白。

诊断：桡骨小头半脱位。

治则：理筋整复。

处方：按揉曲池、手三里、合谷以分散注意力，揉合谷以止其痛，然后以左手握住患侧前臂近端，左手拇指压住桡骨小头部位，并向下用力，一手握住患儿的腕部，将患儿的患侧前臂旋后，然后再将患侧的肘关节屈曲。

本例患儿一次复位成功，治疗完毕后就能用右手拿食物，并能上举活动。

按语：肘关节由三个关节组成：肱尺关节、肱桡关节、桡尺关节，这三个关节共有一个关节囊，由环状韧带维系，患儿因前臂被过度牵拉而致肱桡间隙增大，环状韧带被负压吸入关节间隙，使桡骨小头被环状韧带卡住，不能自动复位，疼痛使其不敢活动。

桡骨小头半脱位的预防与保健：①不要做突然拉松动作。②局部以吊带固定1~2天。③穿脱衣服时，应先穿后脱患侧上肢。

◎案例二

宋某，男，4岁，1997年10月初诊。

主诉：左肘关节不敢活动5天。

现病史：5天前与邻居大孩子玩耍，左手一拉一松后开始出现左肘疼痛，不敢活动，其家长给予自行按摩后回家，回家后仍手不敢拿东西，前臂不敢上举，家人又找附近的理发师推拿，患儿痛苦异常，痛不减轻，反而局部肿胀起来，故来本科求治。

查体：痛苦面容，左上肢呈内旋下垂姿势，左手背轻度肿胀，左肘肱桡关节处肿胀明显，肘关节屈曲活动受限，左桡骨小头处压痛阳性，旋后动作受限。

辅助检查：X线检查示无明显骨质异常，关节位置正常。

诊断：桡骨小头半脱位。

治则：理筋整复。

治法：活血化瘀，消肿止痛。

处方：按揉曲池、手三里、肘骨弯等穴3分钟，用红花油摩左肘关节四周约3分钟，然后作旋伸肘前臂旋后法。

本例患儿因关节肿胀较重，第一次未马上进行复位，而是先以手法消肿，再行复位手法，本例第二次治疗复位成功，并告诉家长以吊带固定左肘一天，第三天完全复位。

按语：不满4岁的小儿，由于肘关节发育尚未完善，关节松弛，若其前臂被牵拉过度，肱桡间隙增大，环状韧带被负压吸入关节间隙，桡骨小头的位置出现异常，肘关节功能就会受到影响。有的家长觉得桡骨小头半脱位是个小问题，不进行正规治疗，等到四五天甚至一周病情严重时才来医院，此时他们对医生的要求是一次成功，但因环状韧带长时间受压，关节囊水肿，马上复位会遇阻力，因此我们需要耐心给家长作解释。此时，推拿仍是好方法，宜用轻快柔和的手法使局部肿胀消除，在此基础上给予拔伸、局部按压、屈曲，使桡骨小头立即复位。

第六节　瘫痪

瘫痪是随意运动功能的减低或丧失，是神经系统常见的症状，是上下运动神经元、锥体束及周围神经病变所致。上运动神经元瘫痪是皮质运动区及下行的锥体束受损所致，可出现单瘫、偏瘫、截瘫或四肢瘫，上运动神经元瘫痪的特点是患肢肌张力增高，腱反射亢进，浅反射减弱或消失，出现病理反射，颅脑CT或MRI可见损伤病灶，肌电图显示神经传导速度正常和无失神经电位。下运动神经元瘫痪的特点是瘫痪肌肉的肌张力降低，腱反射减弱或消失，肌萎缩早期，可见肌束震颤，无病理反射，肌电图显示神经传导速度减低和失神经电位。

◎案例一

伊某，女，2 岁半，1997 年 9 月初诊。

主诉：右半身活动不利 2 月余。

现病史：2 个月前患儿自床上跌下，头部着地，随即头右侧出现血肿，2 小时后昏迷，随即送某医院儿科诊治，CT 示左颞部血肿，诊断为"脑挫伤"，经非手术抢救后神志恢复，现右上下肢瘫痪，建议中医治疗，出院后即入某院儿科住院，连续服中药 1 个半月，因右侧肢体恢复较慢，故要求配合推拿治疗。

查体：神志清，反应较迟钝，面色黄，体温 37℃，呼吸均匀，痉挛性步态，右手屈曲内旋，自主运动减少。语言清晰，声音低沉，口中气热味重，囟门平，头部已无明显肿块，局部无明显压痛，右上下肢肌张力明显较左侧高，膝跳反射亢进，舌红，苔薄黄，指纹紫青。

辅助检查：脑部 X 线未见颅脑骨折，CT 诊断为左侧颞顶部有 2cm×2cm×2cm 液化灶。

诊断：脑外伤后遗症。

治法：活血化瘀，舒筋通络。

处方：分手阴阳 300 次，揉小天心 300 次，运内八卦 100 次，清心经 300 次，补脾经 500 次，掐揉五指节各 200 次，按揉肩髃、曲池、手三里、外关、合谷、环跳、阳陵泉、足三里、解溪、昆仑（手法以按、揉、摇、屈、伸等法综合）各 50 次。

每疗程 12 次，每日 1 次，每次 20 分钟。经推拿治疗 6 次后，患儿精神变活泼，下肢活动好转，家长自述配合推

张素芳
小儿
推拿医案选

拿治疗后患儿病情好转明显。共经 24 次推拿治疗后患儿肢体活动已接近正常。

按语：儿童大脑处于生长发育过程中，可塑性较强，当一部分中枢神经受损后，可由未受损伤的其他细胞或邻近细胞替代损伤部分细胞并发挥作用，并逐渐形成新的神经通路。因此，在治疗时，应充分发挥能动性，加强对脑细胞功能的重塑。

本例患儿因坠跌导致颅脑损伤，血瘀阻络，而致经络不通，肢体瘫痪则运动不利，病机为瘀血阻络，气血不复而发生半身不遂。治宜活血化瘀，舒筋通络，通过对患儿全身的调整，尤其是心脾两脏的调节，促进了神经肌肉的修复，再配合疏通患侧经脉，使气血循行更加流畅。家长在家里可配合保健按摩，每日 1 次，肢体屈伸运动每日 3 次，每次 5 分钟。

◎案例二

李某，女，56 天，2008 年 3 月 18 日初诊。

主诉：左下肢瘫痪半个月。

现病史：患儿 40 天时感冒，体温 38.5℃，某医院诊断为"上感"，给予退热剂肌注，注射后患儿啼哭不止，一夜未睡，并出现左下肢不敢活动，触及臀部时啼哭加剧，5 天后左下肢只蜷不伸，左足趾不动，故来诊。

查体：左臀部正中针眼处明显压痛（＋），肌肉松弛，左足下垂，左小腿外侧足背足底对针刺不敏感，仅左小趾下有痛感。

辅助检查：左下肢神经电检测，肌电图诱发电位检查报告提示左侧胫腓神经受损。

诊断：左侧胫腓神经损伤（气滞血瘀）。

治法：舒经活络。

处方：揉肾俞、命门、左居髎、环跳、风市、阳陵泉、足三里、前承山、后承山、昆仑、解溪、大敦，掐揉八风。

开始推拿时左臀部肌肉疼痛，每推必哭，左下肢无力，无任何动作，经3次治疗后臀部疼痛逐渐减轻，小腿活动略有好转。因嫌好转慢，4月5日至4月20日改针灸。

4月21日又来本处告知小儿左下肢肌肉变细，查左足内翻，活动不灵，左足踇趾无知觉，余四趾略有感觉，继续推拿处方不变。

5月17日诊：左小腿肌肉逐渐丰满，左足2、3、4、5趾感觉明显，已知躲闪或啼哭。

6月3日诊：活动力度较前增强，屈曲伸展、蹬车动作有力，继续前方手法，力度加强，加摇髋、膝、踝关节，屈伸肢体被动动作。

6月9日诊：左足下垂内翻已纠正，扶持站立时有力。

继续巩固治疗4次，基本痊愈。

按语：坐骨神经由腰椎4、5和骶椎1、2、3神经根组成，其各段损伤的症状与局部解剖关系密切。如果损伤部位在坐骨大孔处或坐骨结节以上，则股后肌群、小腿前、外、后肌群及足部肌肉全部瘫痪。如果在股部中下段损伤，因支配腘绳肌的肌支已大部发出，所以只表现膝以下肌肉全部瘫痪。如为其分支损伤，则分别为腓总神经及胫神经支配区的肌肉瘫痪。

臀部坐骨神经损伤是周围神经损伤中最难处理和疗效最差的损伤之一。通过推拿可促进神经损伤后远端神经再

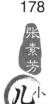

生，并可促进局部血管生成，体外实验发现推拿可促进轴突生长。患者年龄越小，推拿治疗越早，效果越好。

◎案例三

吴某，女，3岁，1996年8月初诊。

主诉：右下肢瘫痪3月余。

现病史：患儿于今年5月患"支气管炎"在某院给予肌注"青霉素"，在第4次注射时患儿突喊腿痛，并下蹲不肯行走，后在医务人员劝说下由家长抱回家，但自后疼痛减轻，反出现下肢肌肉萎缩，行走无力并跛行，因家长急于治好孩子的病，每天辗转于3个医院行针灸治疗、理疗和功能训练，但肌肉萎缩、跛行更加明显。

查体：面色萎黄，精神不振，舌红，苔薄黄，右下肢肌肉中度萎缩，右臀及小腿腓肠肌处尤为明显，跛行，足下垂尤为明显，右臀部及大腿后外侧、腓肠肌肌张力下降，股外侧及小腿外侧皮肤痛觉减退，右侧膝跳反射减弱，巴氏征（－），踝反射消失，右足踇趾及小趾本节均有明显压痛，足趾背伸力0。

诊断：坐骨神经干损伤（右下肢）。

治法：活血舒经。

处方：分手阴阳300次，补脾经300次，平肝经100次，按揉肾俞、环跳、居髎、风市、阳陵泉、丘墟、昆仑、解溪、冲阳各30次，掐揉独阴、里内庭等跖侧关节处各50次。

每疗程20次，每疗程间休息1周。

按语：患儿病史清楚，因神经干受损，又因其父急于求成，使得患儿身体得不到合理休养，反而致使肌肉萎缩加重，故针对下肢肌肉萎缩无力、跛行的情况，损则益之，治以活血舒经为宜。

笔者遇到的所有坐骨神经干损伤的患儿，足底自第 1 至第 5 足趾节（趾间本节）均有明显的压痛，甚则拒揉，所以在治疗时本处应是关键所在，每次治疗毕，必掐揉第 1 至第 5 足趾间本节，开始以轻手法，并与患儿商量，取得合作，在能接受的情况下逐步加重手法刺激和延长刺激时间，本处的治疗能促进患儿蹬趾背伸力。

坐骨神经干损伤的预防与保健：①合理应用治疗手段，切忌疲劳战术。②适当休息，加强营养。③逐步加强患肢康复训练。

第七节 小儿脑瘫

小儿脑瘫又称小儿大脑性瘫痪，是指出生后 1 个月内脑发育尚未成熟阶段，由于非进行性脑损伤所致的以姿势和运动功能障碍为主的综合征。脑瘫是小儿时期常见的中枢神经障碍综合征，病变部位在脑，累及四肢，常伴有智力缺陷、癫痫、行为异常、精神障碍，以及视觉、听觉、语言障碍等症状。

◎**案例**

王某，男，3 个月，2001 年 6 月 2 日初诊。

主诉：患儿头向后仰 2 个月余。

现病史：患儿系第 1 胎，早产 24 天，在病房接受蓝光治疗后，情况基本稳定。出院回家后经常惊哭不安，腹胀、呕吐、纳差。2~3 个月时抱起时头向后仰，不能纠正。曾在本省各大医院检查颅脑 CT，均为正常，诊断为运动滞后，给服"尼可林"，最后去北京某医院，诊断为"脑瘫"。回当地儿童医院，检查认为目前患儿智力正常，知觉正常，上肢及上身运动正常，下肢活动功能尚差，暂不能定为"脑瘫"，必须及时入院治疗。给"冬虫夏草"每次1g，日1次，连服1个月，"钙锌片"口服，高压氧每日，1次。目前症状，患儿神志清，喜怒表达好，纳少，每次只喝80mL奶粉，喜饮，大便日1～3次，质正常，小便清长，夜间醒2～3次，认人，要母亲抱才能安睡，放下即醒。

查体：发育营养可，精神好，面色白少泽，舌淡苔白，指纹淡红，前囟门1.5cm×2cm，前缝宽，未闭合，双上肢肌张力略高，左手握力较右手差，双侧膝跳反射亢进，双下肢扶立时脚尖着力，双髋臀部下沉，巴氏征未出现。

诊断：脑发育滞后（脾肾不足）。

治法：温阳壮肾，健脾助运。

处方：补脾经600次，补肾经600次，掐十王各30次，捻十指各10遍，揉小天心200次，揉二马500次，掐揉八风八邪各20次，揉督脉，摇肘肘，按揉足三里、阳陵泉。

每疗程30次，每日1次，疗程间休息5天。

6月20日诊：纳增进，睡眠安，能卧床入睡，头向后仰症状已明显见轻，左上肢握力较2周前有增长，双手主动拿物意识增进。

患儿经过2年6个月的连续治疗后，每月保健2～3次，目前已读初三，学习成绩为班级1～2名，身高180cm，任体育委员。

按语：脑发育滞后在中医属五软或五硬的范畴，多因先天肾精不足，后天脾胃失养，肾精不得后天之精的充养，肝不藏血，筋脉失养，出现肢体僵硬、筋脉不柔，因而应以补益先后天之本，养血柔筋为法。

第八节 腰痛

腰痛是指由于外感风寒湿邪、先天肾气不足、劳累过度或闪挫扭伤而致的腰部一侧或两侧疼痛为主症的一类病证。本病可急性起病，疼痛较重，累及一侧或两侧腰部，轻微活动即可引起剧烈疼痛，脊柱一侧或两侧有明显压痛。有些则起病缓慢，呈隐痛或酸痛，每因体位不当、劳累过度、天气变化等因素而加重。

◎案例

章某，男，3 岁半，2007 年 10 月 9 日初诊。

主诉：腰痛加重 3 天。

现病史：因训练轮滑弯腰劈叉过杆，反复练习疲劳后在石阶上休息，再起立时觉腰部不适，经一夜休息后腰痛加重，活动受限，来诊。

查体：痛苦表情，以左手扶腰，腰部活动前屈40°，后伸 10°，两侧骶棘紧张，左侧轻度肿胀，腰椎 3、4、5 左侧及骶 1 左侧骶棘肌压痛较明显，腰椎无明显异常。

中医诊断：腰痛（气滞血瘀）。

西医诊断：急性腰肌纤维炎。

治法：温经通络，活血止痛。

处方：按摩脾俞、肾俞、腰俞、腰阳关，拿委中，擦骶棘肌，推三关 300 次，摇髋关节 30 次。

治疗结束后，患儿即从床上滑下来自觉腰不痛了。

10 月 10 日诊：腰痛基本消除，但骶棘肌局部肌肉还略紧张，按原方治疗。

10 月 11 日诊：活动已自如，活动时亦不痛，腰部活动恢复正常。

按语：由于强力弯腰，又加局部着凉，使血脉凝涩，经络阻塞不通。因此，在治疗时手法要轻快柔和，以摩法为主，以按、推为辅，先用推三关助气活血，然后以摩法在双侧骶棘肌自上而下进行摩动，摩到左侧痛点时适当延长时间，6~7 分钟后再按揉相应俞穴或压痛点，最终不使患儿感到痛苦而治愈疾病。

孩子腰肌相对薄弱，运动训练时间不宜过长，运动量要适当，不应做超过负荷能力的动作，运动汗出后避免着凉。建议小儿不宜太早进行专项训练，必须进行早期专项训练时应有医务人员的监督。

第八章 传染病

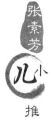

张素芳小儿推拿医案选

第一节 手足口病

手足口病是一种儿童传染病，又名发疹性水疱性口腔炎。本病多发生于 5 岁以下儿童，以手、足和口腔黏膜疱疹或破溃后形成溃疡为主要临床症状，少数患儿可引起心肌炎、肺水肿、无菌性脑膜脑炎等并发症，严重者导致死亡。手足口病是由肠道病毒引起的传染病，引发手足口病的肠道病毒有 20 多种（型），其中以柯萨奇病毒 A16 型（CoxA16）和肠道病毒 71 型（EV71）最为常见。

◎案例

邱某，女，5 岁，2016 年 5 月 12 日初诊。

主诉：发热伴口腔溃疡及手部小水疱 2 天。

现病史：患儿于 2 天前无明显诱因突然发热，体温 38.5～39℃，流清黏鼻涕，昨日发现患儿下唇内中部有溃疡，较黄豆粒大，上颚有一红斑，自述口痛，纳差，恶心烦躁，大便干，较臭，夜眠不安，出汗多。

查体：体温 38.4℃，发育营养一般，面色略黄，舌红，苔黄厚，口气重，下唇内有溃疡，周围色红，上颚部有红斑，右手食指间有小水疱作痒。

诊断：手足口病（湿热型）。

治法：清热祛湿，解毒。

处方：清天河水，退六腑，清板门，清大肠，捣小天心，拿风池，推下天柱骨，推下七节骨。

5月13日诊：经推拿后，体温37.4℃，精神好转，恶心见轻，大便1次，疹轻，咽红轻。

5月14日诊：体温正常，手已不痒，手内小水疱已消，纳好，夜眠安。

按语：手足口病是一种发疹性疾病，以发热、手足肌肤和口腔黏膜发生疱疹为特征。根据其起病、临床特征，当属温病学中"湿温病"的范畴。本病案患儿出疱疹较少，而主要表现为口臭、口腔溃疡红斑、大便干，是因其胃热较盛，属"热重于湿"的类型。用清天河水、清板门、退六腑、清大肠、推下七节骨泻阳明经、腑之热，拿风池可宣肺解表，使邪气向外透达。因此病情很快好转。

需要注意的是，手足口病患儿常以口腔溃疡或手足疱疹就诊，应与口疮、湿疹等加以鉴别。还有少数病例皮疹不典型，而是出现脑膜炎、脑炎、脑脊髓炎、肺水肿、循环障碍等严重症状，临床医生必须高度警惕。

第二节　痄腮

痄腮，即流行性腮腺炎，临床表现为一侧或先后两侧腮腺部位肿胀，边缘不清，按之有柔韧感，并且疼痛和压痛，或伴恶寒发热，轻度全身不适及咀嚼不便等症。冬、春季两季常见流行，以学龄儿童发病较多。因感受温毒病邪后，肠胃积热与肝胆郁火壅遏少阳经脉所致，如温毒内窜心肝，症见壮热、头痛、嗜睡、呕吐、惊厥、昏迷等（并发脑膜炎）。

◎案例

唐某，男，6岁，1979年12月10日初诊。

现病史：患儿发热2天，体温39℃左右，最高39.3℃，两腮肿胀、疼痛2天，已在某院诊为"腮腺炎"，目前仍两腮肿痛，咀嚼时重，纳少，口渴欲饮，唇红，大便干结，小便黄赤，舌红而绛，脉数，体温39℃。

西医诊断：腮腺炎。

中医诊断：痄腮（胆胃郁热）。

治法：清热泄毒。

处方：清天河水，退六腑，清胃经，清大肠，清小肠，运内八卦，捣小天心，指摩两腮部，拿风池，按肩井。

12月11日诊：体温37.4℃，两腮肿基本消，局部已不痛，大便1次，按原方继续治疗1次，建议明日复诊。

12月13日诊：诸症消，神清气爽，纳好转，去退六腑、摩局部。

12月14日诊：家长告一切正常，要求巩固1次。

按语：腮腺炎病毒，属风热邪毒，自口鼻而入。易侵少阳与阳明的络脉。足少阳胆经从眼外角分出，下行至下颌部足阳明经的大迎穴附近，与足阳明胃经并行到达目眶下，下行经颊车、缺盆后，向下入胸中，穿过横膈，联络肝脏，属于胆，沿着胁肋内，出于少腹两侧腹股沟动脉部，经过外阴部毛际，横行入髋关节部（环跳）。风热毒气入于胆胃，与气血相搏，随经络循行，上攻腮腺，致使风热与气血郁滞，运行不畅，凝聚局部则腮腺漫肿、疼痛。本病还会引起相表里的肝经所循行部位的病变，可合并脑膜炎、胰腺炎、睾丸炎、心肌炎、视神经炎、神经性耳聋等病变。本病主病机不离胆、胃、肝郁热，因此治宜清热解毒、疏肝利胆，推拿治疗效果较好，但易传染，必须注意隔离治疗。

第三节　水痘

水痘以发热，皮肤黏膜分批出现斑疹、丘疹、水疱、结痂为主要特征，可伴瘙痒，是一种出疹性传染病。人体感染水痘病毒，先犯肺卫，与内蕴湿热相搏，泛溢皮肤黏膜，发为水痘。由于病毒与湿热交蒸，病变发展很快，皮疹开始为粉红色针头大小的斑疹，数小时内变为丘疹，再经数小时变为水疱。从斑疹、丘疹、水疱到开始结痂，快时只需6~12小时。口腔、咽部或外阴等黏膜也常见疹，有时眼结膜、喉部亦有同样黏膜病损。水痘一年四季均可发生，以冬春季为多，各年龄组儿童均可发生，以6~9岁小儿为多，大多数儿童经合理调护，预后良好。

◎案例

李某，男，9岁，2004年4月3日初诊。

主诉：发热2天。

现病史：患儿于2天前出现发热，体温38.5~39℃，身出水疱，起先见于胸腹，逐渐漫延到四肢，水疱由小渐大，壁薄透亮，边缘色红而润，口渴喜饮，纳减，小便黄。

查体：精神可，面色略黄，耳前有赤小豆大小水疱2

个，水液清亮，略痒，胸腹部散在水疱。苔黄且干，咽红肿，脉浮数。

诊断：水痘（湿热蕴郁）。

治法：清热祛湿。

处方：分手阴阳，清天河水，清补脾经，清肺经，清胃经，按肩井、曲池、合谷，按揉风门、肺俞、肝俞、脾俞。

4月4日诊：体温37.2℃，水痘浆液减少，治疗同上。

4月6日诊：水痘已干，结痂，体温正常，纳好转，二便正常，咽痛消，按原方继续推拿1次。

按语：本案患儿由外感实邪，内蕴湿热，发于肌肤而起，邪居气营之间，因而给予清热透表、除湿解毒治疗。以清天河水、清脾经、清肺经为主清热解毒，以按肩井、曲池、合谷，按揉风门、肺俞宣表化湿，以清胃经，按揉肝俞、脾俞和中理气。诸穴合用，使湿从上下分消，热从表里清泄，病即痊愈。

第四节　麻疹

麻疹是麻疹病毒引起的急性呼吸道传染病，主要症状有发热、上呼吸道炎、眼结膜炎等，而以皮肤出现红色斑丘疹和颊黏膜上有麻疹黏膜斑为其特征，本病传染性极强，在人口密集而未普种疫苗的地区易发生流行。麻疹有顺证和逆证。顺证麻疹按正常顺序透发，自初热、透疹直到收没，经过良好，麻疹红润，无合并症；逆证麻疹透发艰难，疹毒内闭，不能外透，或疹出不透，一出即收，或疹色稀疏淡白，或紫暗成片等，常发生合并症，因此预后较差。

◎案例

周某，女，1岁2个月，1992年3月初诊。

主诉：发热2天。

现病史：1天前因夜间着凉而导致发热，自后患儿自述冷，家长给予热水袋保暖。下午发现患儿两眼泪汪汪，咳嗽流涕，打喷嚏，体温38℃，耳后可见细小稀少色鲜红的小红点，口腔内可见麻疹黏膜斑，诊断为"麻疹"。

查体：患儿面色略红，精神不振，两眼泪汪汪，目赤，流清涕，耳后、枕后、颈后淋巴结无肿大。舌红，苔薄白，口腔两侧黏膜可见麻疹黏膜斑，指纹红至风关。

辅助检查：血常规示，白细胞总数4.0×10^9/L，中性粒细胞百分比65%，淋巴细胞百分比30%。

诊断：麻疹（麻毒侵肺）。

治法：解表透疹。

处方：推攒竹100次，推坎宫100次，揉太阳100次，揉耳后高骨100次，补脾经300次，清肺经300次，推三关200次，揉风门50次。

次日诊：家长告知患儿热退，疹子全身透发，人已安静多了，吃奶已有力气。

3日后诊：疹子手足心发齐，身上疹子色略暗红，按上法继续推拿并重用推脾经，嘱家长注意饮食，少食多餐，营养合理。

按语：因麻毒时邪从口鼻而入，侵袭于肺经，郁阻于脾，肺主皮毛，脾主肌肉，麻毒壅盛，入于气分，而正气尚足，驱邪从肌表外出，故见发热、恶寒、疹点隐隐而出。麻疹发病，总以外透为顺，内陷为逆，治疗麻疹素有"麻不厌透"的说法，因此疹前期宜宣肺透疹，疹出期清热解毒，佐以透疹，疹回期宜养阴清肺。本案属疹前期，故以宣肺解表为主。以四大手法配合清肺经、揉风门、推三关以解表透疹，以补脾经健脾和胃，鼓舞正气。

需要注意的是，麻疹患儿应早期发现，早隔离，早治疗。易感儿应少去公共场所，保持室内空气新鲜，温度适宜，避免强烈阳光刺激。可用温水或者温生理盐水洗眼睛、鼻腔，保持皮肤清洁。

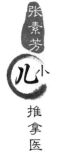

第九章 杂病

第一节 荨麻疹

荨麻疹是一种过敏性皮肤病，是在各种诱因（感染、药物、食物、生物、植物、精神、内脏疾患等）作用下，皮肤、黏膜小血管扩张及渗透性增加而出现的一种局部性水肿，基本损害为风团，发生和消退都较快，可伴有瘙痒和烧灼感。本病属中医学"瘾疹"范畴，主要是由于机体阴阳失调，卫外不固，内蕴湿热，复感风邪，郁于肌肤而成，或因胃肠湿热，饮食不节，复感风邪，使内不得疏泄，外不得透达而发，或阴血不足致血虚生风。因此，风邪是本病发病的主要因素。

◎案例

徐某，女，5岁半，2008年8月15日初诊。

主诉：全身瘙痒4年余。

现病史：原因不明全身发痒，抓搔后局部出现风团，从头至足皮肤粗糙，纳差，大便时干时稀，有时2~3天1次，最近咳嗽有痰，干呕，咳时有大便挤出，曾到省立医院进行过敏源测试，查出10余种过敏源，口服抗过敏药物及脱敏治疗，只能暂时缓解，过后又复发，遂要求推拿治疗。

查体：发育中等，精神不安，抓耳挠腮，面色潮红，舌红苔淡黄，脉滑数，全身有粉红色扁平皮疹，腹部及背部明显，四肢皮肤干且粗糙，头部及背部有明显的抓痕。

辅助检查：过敏源测试，小麦、海产品、虫螨等10余样过敏，皮肤划痕试验（＋）。

诊断：荨麻疹。

治法：健脾益气，祛风止痒。

处方：拿风池、风府各20次，揉大椎300次，按风门、肺俞各200次，按揉肩井、曲池各20次，清补脾经500次，清肺经500次，运内八卦200次。

8月17日诊：咳嗽减轻，干呕已止，纳好转，大便日1次，质好成形，咳时已无大便挤出，夜间瘙痒减轻，不吵闹要抓搔。

8月18日诊：奶奶说4年来第一次睡了个囫囵觉，一夜未叫痒。

8月20日诊：风团基本消退，白天精神振作，面色白里透红，再不抓头搔痒。

2011年6月，其弟咳嗽来本所治疗时，患儿奶奶说，患儿的荨麻疹再没有发作过，现已经正常上小学了。

按语：荨麻疹属于过敏性疾病范围，诱因较多，不易治愈，婴幼儿荨麻疹多与食物过敏有关，常伴有呕吐、腹泻等胃肠症状。笔者按中医辨证施治原则坚持治疗。中医认为，本病为蕴湿内伏，脾为湿困，不能为胃行其津液，阻滞气机，日久化热，复感风邪，内不得疏泄，外不得透达，郁于皮毛腠理之间而发，因此先用拿法疏风祛邪于上，

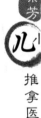

次以健脾利湿法祛郁湿于中，使"上焦得通，津液得下，胃气因和"，瘾疹自除。

第二节 贫血

贫血是小儿常见疾病之一。临床表现为面色或指甲苍白，身体软弱，食欲下降等症状。本病多见于6个月到3岁的小儿，此时的婴儿正处于生长旺盛时期，对铁的需求比较大，若小儿从食物中摄取的铁不足，使得体内铁含量贮藏减少，则会引起血红蛋白生成减少。

对于缺铁性贫血的婴儿，可通过药物来补充，同时配以足够的食物营养补充。在食物方面，要注意饮食的多样化，选一些既能提供丰富的蛋白质，又富含铁的食物，如猪肝、鱼、肉类、蛋类、菠菜、黄豆和海带等。贫血患儿的抵抗力较差，易被感染，所以应多开窗通风，保持室内阳光充足，尽量不要去人多的公共场所。

◎案例

曲某，女，1岁3个月，1996年4月10日初诊。

主诉：患儿易疲倦，肌肉无力加重3月余。

现病史：患儿自幼患腹泻，迁延7个多月，经多方治疗，目前仍大便每日2~3次，每于进食前大便，大便量多，质松散，臭味重，恋母乳，不肯喝牛奶、辅食，眠差，小便有时呈乳白色，尿有时有红色颗粒样沉淀，易于疲劳，不喜活动，夜间出汗多，最近3个月来患儿面色㿠白，易疲倦、肌肉松弛无力加重，曾在各大医院诊断为"营养不良性贫血"，因吃药困难要求推拿治疗。

查体：面色苍白，精神差，声低，哭声无力，口唇、耳垂、指甲均苍白明显，舌淡红，苔少，指纹淡隐显至气关。肝肋下3指，剑突下2指，脾可触及。脉弱。

辅助检查：血常规检查示，血红蛋白70g/L，红细胞$3.1 \sim 3.6 \times 10^{12}/L$。

诊断：贫血（脾胃失健，气血两虚）。

治法：健脾生血。

处方：推三关200次，补脾经1000次，运内八卦300次，掐揉四横纹各50次，摩中脘500次，推上七节骨300次。

每日1次，6次为1个疗程。

4月13日诊：经3次治疗后，大便每日1次，基本成形，精神活泼，喜欢下地行走，按上方继续治疗，加捏脊5遍，重提脾、胃、三焦俞，并按揉心俞50次。

4月16日诊：经6次治疗后纳食增加，能食小米粥加蛋清及少量其他辅食，治疗同上。

共经12次治疗，体重增加2.5kg。血常规检查：血红蛋白110g/L，红细胞$4 \times 10^{12}/L$。

按语：婴儿期生长发育较快，1岁时体重为出生时的3倍，随着体重增加，血容量也增加较快，1岁时血循环中的血红蛋白增加2倍，如不及时添加含铁丰富的食物，则易致缺铁性贫血。本例患儿由于先天不足，脾胃薄弱，加上后天失调，故出现长期腹泻，脾失健运，故生血之源不足，面唇苍白，四肢乏力，不思纳谷等，病机为脾胃失健，气血两虚。治则虚则补之。治以健脾生血。在日常生活中应注意：①要养成良好的生活习惯，克服偏食习惯。②要及时添加含铁丰富的、易吸收的辅食，如肝脏、瘦肉、鱼类等。③适当配合吃新鲜蔬菜水果。

第三节　疝气

　　小儿腹股沟疝气是指小儿出生后不久，在腹股沟部位有可复性肿块，多数在 2 ~ 3 个月时出现，也有的迟至 1 ~ 2 岁才发生。早产、出生体重过低、家族遗传、泌尿生殖系统畸形、隐睾的患儿腹股沟疝气发生率较高。

　　小儿脐疝是指腹腔内容物由脐部薄弱区突出的腹外疝，本病多发生于脐带脱落后数天或数周的婴儿，主要表现为脐部有肿物突出，哭闹时肿物增大，皮肤紧张、变薄，呈微青色，安静平卧或睡眠时肿物缩小或消失。

◎ **案例一**

　　左某，男，100 天，2013 年 8 月 23 日初诊。

　　主诉：脐部突起 3 个月，伴双侧阴囊肿大。

　　现病史：患儿系双胞胎之一，产后 20 天因啼哭用力后出现脐突，阴囊肿大，症状逐渐加重。纳可，二便正常，夜眠差。

　　查体：发育营养可，面色红，舌红，苔薄白，指纹不显，腹胀，脐突出宽约 2cm，高约 2cm，按之有过气声，双侧阴囊肿大光亮，左侧尤甚，透光试验（ + ）。

　　诊断：①脐突。②水疝。

　　治法：补中益气。

　　处方：补脾经，补肾经，补大小肠，摩脐，揉气海、关元，揉八髎，揉龟尾。

　　8 月 29 日诊：经 4 次推拿后，脐已平复，睾丸右侧略大于左侧。上方去补大小肠，摩脐，揉龟尾。

9月6日诊：诸症消失，睾丸两侧等大，发育良好。

按语：《外科大成》卷四认为，脐突发病"多因胎中积热或新生儿断脐不当或生后啼哭过多，咳嗽频繁"而致，症见脐部膨出，呈半球或圆柱状，安静时或经按压后肿物可还纳。水疝，又名鞘膜积液，病名出自《儒门事亲》卷二，其曰："水疝，其状阴囊肿痛，阴汗时出，或囊肿而状如水晶，或囊痒而搔出黄水，或少腹中按之作水声……汗出遇风寒湿气，聚于囊中，故水多令人卒疝，宜以逐水之剂下之。"

由于婴儿体质虚弱，两侧腹肌未完全在中央合拢，而留有缺损，在用力啼哭时脱出形成疝气。治疗应虚则补之，以补脾经来健脾益气，促进腹壁肌肉及筋膜环逐步收缩，摩脐促进脐环闭合，防止腹腔内容物脱出，补肾经、揉气海、揉关元培元固本，揉八髎、揉龟尾用于局部治疗。

◎案例二

邓某，男，4岁3个月，2012年9月17日初诊。

主诉：双侧阴囊相继出现肿大10个月。

现病史：患儿于3岁5个月时左侧阴囊肿大，在某医院诊断为"睾丸鞘膜积液"，行手术处理。4个月后右侧阴囊又开始肿大，又去该院经检查，诊断为"睾丸鞘膜积液"，建议手术治疗。家长在网上发现推拿可治，故来诊。目前右侧阴囊肿胀似鸡蛋样大，无疼痛，不发热，活动多后肿甚。

查体：右侧阴囊3cm×3cm×3cm，质软，触之无压痛，无局部发热，卧位时肿胀不见轻，透光实验（阳性），舌质红，苔薄黄，脉滑数。

中医诊断：水疝（湿阻经络）。

西医诊断：睾丸鞘膜积液。

治法：健脾温肾，理气除湿，通经散结。

处方：补脾经300次，清板门150次，补肾经200次，清肝经200次，按揉肝、脾、肾俞各50次，推涌泉200次，擦八髎至局部红。

经3次治疗后右侧阴囊肿胀略缩小，纳增，二便正常，精神足。共经14次治疗肿胀全消，家长怕复发又进行6次保健推拿，至今阴囊无明显肿胀，纳好，精神足，活泼开朗。

按语：睾丸鞘膜积液相当于中医的"水疝"范围。《儒门事亲》中认为，水疝由"肾气虚复感风寒，湿留囊中"所致。笔者认为，小儿脏腑娇嫩，形气未充，气血易逆乱，卫外功能未固，若因调护失宜，饮食不慎，或是湿热之气与风冷之气客于少阴、厥阴经脉，致经络之气不得流通，导致水湿不化留储囊中而成。故病机在于气滞湿停，阻遏经络。治宜温肾化气，疏肝散结，健脾利湿为主。

◎案例三

张某，女，8个月，2011年8月2日初诊。

主诉：脐部突出近3个月。

现病史：患儿出生后脐带结扎正常，3个月时患腹泻2个月，经推拿治疗痊愈，5个月时发现患儿脾气大，爱哭闹，脐部突出，哭闹越甚脐突出越大，纳可，二便正常，睡眠好。

查体：精神好，面色㿠白，舌红苔淡白，指纹淡红。腹胀，脐部突出约2cm，按之能回纳，局部皮肤光亮。

诊断：脐疝。

治法：补中益气。

处方：分手阴阳100次，补脾经500次，补肾经300次，清肝经200次，揉一窝风300次，摩脐300次，揉气海、关元各200次，按弦搓摩100次。

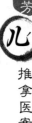

8月6日诊：经3次治疗后脐突能回纳，但啼哭发脾气后又突出。

8月14日诊：共经13次治疗后，患儿脐已回纳，情绪安稳，睡眠好。

8月28日诊：经18次治疗后，脐疝已不再复出。

按语：脐突出现的病因病机多因先天禀赋不足，脐部薄弱，加之婴儿啼哭过多，使脐环松大，小肠脂膜突入其中，膨出隆起而形成脐突。绝大多数患儿不需要治疗，脐突1cm以下者，大多数随年龄的增长、腹壁肌肉的发育，脐疝孔逐渐闭合。"气动于中则脐突出于外"，本案直径大于2cm，用压迫治疗无效，故用推拿治疗。以补先、后天之气血为主，先用调和阴阳，振阳安神，补脾经、揉一窝风温中补气，揉关元治其本。

第四节　夜啼

啼哭是婴儿表达痛苦和要求的一种方式，具有语言信号的作用，常是家长求医的惟一主诉。引起啼哭的原因很多，可能是生理方面的原因，也有可能与疾病有关，往往不易弄清，因此需要儿科医师鉴别。

了解一般情况：患儿精神状况、食欲、大小便等有无异常；护理是否恰当，如温度、湿度、包扎松紧度；用药史，如维生素 A、维生素 D 的剂量等。

辨别啼哭性质：哭声低微、嘶哑、粗糙，可见于甲状腺功能低下；哭声嘶哑伴有喉间喘鸣，吸气性三凹征，可能是先天性喉软骨发育不良；音调高，哭声尖直，称脑性尖叫，提示中枢神经系统病；弱的高调啼哭，似猫样叫，可能是猫叫综合征；哭声洪亮有力，一般情况好，多为生理性啼哭。

参考伴随症状：啼哭伴发热或体温不升，提示感染；伴呕吐、腹胀、腹泻与大便颜色异常，可能为腹痛；伴呕吐、抽搐，提示颅内高压；伴小便呈鼠尿味，可能为苯丙酮尿症；夜啼易激惹多为维生素 D 缺乏性佝偻病。

夜啼常见病证：感染：哭声高尖，头痛，前囟张力增高，颅骨缝增宽，口腔炎，疱疹性口腔炎，口疮，拒食流涎，中耳炎致耳痛，伴上呼吸道感染史。腹痛：常见的有伤食，消化不良，胃痉挛，肠系膜淋巴结炎。佝偻病多为维生素 D 缺乏导致钙、磷代谢失常，是一种营养性疾病，3 岁内婴幼儿好发，尤其 12 个月内婴儿多见。病因为日照不足，含维生素 D 食物摄入不足，生长发育过快。

◎案例一

赵某，2 岁，1991 年 11 月 18 日初诊。

主诉：夜间啼哭不眠 1 周。

现病史：患儿因"支气管肺炎"住院 4 周余，经"青霉素"静滴、中药及雾化吸入等，咳嗽见轻，气急缓解，但近 1 周来患儿面色苍白，气短多汗，少食懒言，整夜啼哭不宁，曾给予"水合氯醛"等药物，症状不减，故邀笔者会诊。

查体：患儿面色苍白，声低气弱，神困体倦，山根青，舌淡红，苔薄白，指纹淡红，皮肤湿冷，四肢不温，脉细无力，体温 35.5℃，其他检验正常。

患儿因久病体虚，正虚邪恋，病机属毒渐去，气阴耗伤，故宜益气阴，清其余邪。

诊断：夜啼（气阴两虚）。

治法：镇静安神。

处方：抚脊疗法及抚足太阳膀胱经 10 分钟，分手阴阳（阳重阴轻）100 次，轻揉小天心 100 次。

具体操作：将患儿抱在左手，头趴在医者左侧肩头，医者用右手自其头颈下开始，中指按在大椎、陶道、身柱、神道、灵台、至阳、筋缩、脊中、命门，食指、无名指分别按在大抒、风门、肺俞、厥阴俞、心俞，直至肾俞，自上而下反复抚顺，约 10 分钟，患儿入睡，然后将其放在床上分推手阴阳、揉小天心。

当天下午其母异常兴奋，说患儿连续睡了 6 个小时。

次日按原来方法继续治疗 1 次，白天、黑夜睡眠均正常，儿科医生问笔者用了什么魔法，笑答"安神镇静而已"。

第 3 日，上方加揉肾顶、补脾经各 500 次，纳增进，精神好转后出院。

按语：因患儿连夜啼哭，白天亦不睡，只让其母抱，其他人都抱不下去，根本不肯趴下，然而有缘，当我抱时，他却一声不响，安静地趴在我肩头。考虑到患儿久病体虚，病机属正虚邪恋，气阴耗伤，阴不敛阳，阳气外越，神浮于外，治宜镇静安神为主。督脉总督一身阳气，自上而下抚之，使阳气顺经而行，外越之虚阳渐趋平顺。膀胱经分布着五脏六腑的俞穴，从上而下抚之，使心肾相交，水火相济，阴阳相守，加上揉小天心镇静安神，分手阴阳抑阳扶阴，使小儿阴阳恢复平衡。

◎案例二

曹某，男，4岁，2011年11月22日初诊。

主诉：患儿夜间啼哭2个月余。

现病史：因受惊吓引起每夜啼哭，约1小时1次，每次哭5~6分钟，易惊，甚则突然坐起，摇头晃动身体，尖叫哭闹，伴呓语、汗出、四肢发凉，意识不清，须掐人中、涌泉等穴后才能缓解，经多种治疗，症状无明显改善，服中药18剂仍无效，故来诊。目前症状仍如上所述，哭闹过后无明显记忆，白天行为正常，心情急躁，好发脾气，纳好，二便调。

查体：精神好，面色晦暗，口臭，脉浮洪，腹胀，舌红苔黄腻厚。

辅助检查：曾在某三甲医院进行脑电图检查，为深睡期多量广泛不典型尖波、棘慢波、慢波夹杂，尖波阵发。

中医诊断：夜啼。

西医诊断：睡眠障碍综合征。

治法：平肝健脾，安神镇惊。

处方：分手阴阳200次，清板门500次，清肝经300次，掐心经100次，补肾经，运内八卦，掐揉精宁、威灵各100次，摩百会100次，猿猴摘果50次，按揉心俞、膈俞、肝俞、肾俞各 50 次。

首次治疗时患儿烦躁不安，高声嚷叫，极不合作。

11 月 23 日诊：家长说回家后情绪较好，谈笑自如，一夜未哭闹，效不更方，上方继推拿 1 次。

11 月 26 日诊：经 4 次治疗，连续 3 天睡眠安稳，精神好转，面色开始转润，有时白天发脾气，但不影响夜间睡眠，口臭已除，苔淡黄，前方改清板门为补脾经 300 次。

11 月 28 日诊：病情稳定，已能正常上幼儿园。

共经 10 次治疗，白天不烦躁，夜间不啼叫，诸症消除，病已告愈。

按语：本案患儿因受惊夜啼睡眠不安，惊叫、呓语等神志失常表现，神明为心所主，小儿心气稚弱故易患，故以治心为主，以掐心经清心火以调理神志，而白天性情烦躁，病在肝，故宜清肝经，使其气血疏通，补肾经以平衡阴阳，配合运内八卦等穴安神定惊，而患儿夜间病重，故宜抑阴，因此分手阴阳时宜阴重阳轻，这点很重要。

第五节　惊吓

惊吓是小儿生长发育过程中的常见现象，因小儿中枢神经系统尚未发育完善，因而在受到惊吓后产生暂时性功能失调，临床表现为易哭闹，烦躁不安，精神不振，倦怠乏力，呕吐厌食，腹泻发热等症状。

◎案例一

赵某，女，4 岁，2010 年 10 月 15 日初诊。

主诉：白天烦躁不安，莫名啼哭 1 周。

现病史：1 周前因伸手时发生静电而致惊吓，自后开始白天烦躁不安，无原因啼哭发脾气，总要大人抱着，纳差，大便少，小便正常，夜眠不安，到相关医院检查无异常发现。

查体：精神委顿，面色青黄相间，眼神焦虑不安，形体偏瘦，舌红，苔淡黄，脉数。

诊断：惊吓。

治法：镇惊安神。

处方：分手阴阳 100 次，捣小天心 81 次，补脾经 500 次，掐揉心经 100 次，运内八卦 100 次，猿猴摘果 20 次，摩囟门 100 次，按揉肺俞、心俞、肝俞各 100 次。

10 月 16 日诊：夜间啼哭尖叫怕，治疗同上。

10 月 20 日诊：经 4 次推拿治疗后，白天已如常人，能正常吃喝玩，夜间仍啼哭 1～2 次，啼哭时间短。

10 月 22 日诊：诸症消失，症告痊愈，孩子主动反复对医生说被吓着了，这是治病以来第一次开口说话，并露出笑脸，然后其家人告诉她静电是怎么回事，不用害怕，孩子反来告诉我不用怕它。

按语：《素问·举痛论》曰："惊则气乱……惊则心无所倚，神无所归，虑无所定，故气乱矣。"本案患儿不理解静电是怎么回事，故惊恐而造成气机逆乱，故宜疏其气血，令其条达而致和平。万全曾谓之，"耳目之神窍在心，异闻异见易生惊"，故宁心安神为治疗重点。本案用掐揉心经、按揉心俞、捣小天心宁心气，猿猴摘果、摩囟门安神志，以运内八卦、分手阴阳、按揉肝俞以行气机，从而达到心安神宁，气血调和的目的。

◎案例二

孙某，女，2岁，2008年9月3日初诊。

主诉：惊惕不安伴发热半天。

现病史：因上午受惊吓，下午发热，体温40℃，四肢颤抖，心跳快，恶心呕吐。

查体：神色紧张，面色青，咽略红，舌红苔黄腻，指纹青紫至风关。

诊断：惊吓。

治法：清热镇惊安神。

处方：先掐人中、承浆、印堂3~5次，推上三关100次、肺经100次、脾土200次，分手阴阳、运八卦各20次，水底捞明月300次，掐揉四横纹各50次，清天河水300次，凤凰展翅10次，赤凤点头10次，摩肺俞、厥阴俞、心俞、肝俞各20次。

推拿后当时神情安定，面色转活，此后没有复诊，不知热退没退，一直悬挂在心。直到2010年12月16日又一次来，因面瘫来诊，再问当时发热后来又去何处诊治时，回应下午即热退吐止，精神好。

按语：《诸病源候论·客忤候》说："小儿客忤者，其状吐下青黄白色，水谷分离，腹痛反倒夭矫，面变易五色……其脉弦急数者是也。若失时不治，久则难治。"本案小儿猝受惊吓，即出现发热、呕吐、肢颤、心跳快等典型客忤症状，所幸治疗及时，随即而愈。此案也给小儿家长及临床医生一个提示：育儿时应和颜悦色，戒故意恐吓小儿。若小儿因惊致病，则需及时治疗，以免影响身心健康。

张素芳小儿推拿医案选

第六节　脊髓灰质炎后遗症

脊髓灰质炎又称小儿麻痹症，是由脊髓灰质炎病毒引起的一种急性传染病。临床表现主要有发热、咽痛和肢体疼痛，部分病人可发生弛缓性麻痹。本病的病理改变部位主要位于脊髓灰质前角，少数病例可波及脑干及脑实质。

在脊髓灰质炎的后期临床出现不规则、不对称、无感觉障碍及无大小便失禁的弛缓性瘫痪，腱反射减弱或消失，称为脊髓灰质炎后遗症。

◎案例

苏某，女，1岁4个月，1990年5月初诊。

主诉：患儿左下肢软瘫2周。

现病史：因服用没有冷藏的疫苗，患儿出现发热，体温38℃左右，烦躁不安，伴有腹痛、腹泻、不让人抱，随即出现左下肢软，曾去市传染病医院就诊，诊断为"脊髓灰质炎"，隔离治疗1周后主动出院，来本院推拿科。

查体：面色声息正常，精神尚可，舌质红，苔薄黄，咽正常，指纹紫红，左下肢肌肉轻度萎缩，左下肢肌张力低，膝跳反射消失，足底反射消失，局部肌肉压痛不明显。

中医诊断：痿证（邪毒阻络，气血不通）。

西医诊断：脊髓灰质炎后遗症。

治法：舒筋通络，调理气血。

处方：分手阴阳，清板门，清胃经，补脾经，运内八卦，按揉肾俞、环跳、居髎、殷门、风市、阳陵泉、足三里、悬钟、丘墟、承山、昆仑、解溪，屈伸髋、膝、踝关节。

20次为1个疗程，每日1次，疗程间休息1周。

经过34次治疗，患儿症状痊愈，肌张力恢复，膝跳反射、足底反射均恢复，基本没有留下后遗症。

按语：20世纪60~70年代我国的脊髓灰质炎发病率较高，在省级医院里经常有家长抱着脊髓灰质炎后遗症的孩子求治于针灸、推拿和理疗。但是到了20世纪90年代初，脊髓灰质炎疫苗发到家长手中，而有个别粗心的家长将其往抽屉里一放就是一周，突然想起来，又拿来喂给孩子，致使漂亮的小姑娘左下肢瘫痪，孩子无辜得患，父母苦不堪言是可想而知的，而幸及早发现及早进行推拿治疗，2个月内基本复原，其父的心事终得落下。

因误服激活疫苗，疫苗之毒由口而入，胃肠出现疼痛，邪毒流经经络，故发生肢体疼痛，病机为疫毒犯于脾胃，进而邪注经络，痹阻不通。治宜舒筋通络。

脊髓灰质炎的预防与保健：第一，传染期过后，肌肉疼痛消失后，及早进行推拿治疗。第二，将治疗基本方法教给家长，以进行配合治疗。但是，一定要将手法的轻重程度讲清楚，操作时间长短适宜，否则适得其反。

第七节　异嗜症

一般连续1个月以上不断主动进食非食物性物质称为异嗜症（异食癖）。

异嗜癖主要指专爱摄取食物以外的某种东西，如吃纸屑、墙皮、煤渣、泥土、玻璃等物，并常伴有厌食、乏力、面黄及营养不良等症状。1岁以内婴儿舔食触到的东西，是中枢神经尚未发达前的一种求食的生理本能，不属于本病范畴。但2岁以后再有这种习惯，则是一种病态。

◎案例

刘某，女，3岁，2001年1月2日初诊。

主诉：呕吐1天。

现病史：昨天呕吐5次，今晨已呕吐1次，呕吐物为报纸、卫生纸及不消化食物残渣，近来纳减，咳嗽，流清涕，大便日1次，小便黄，夜间喜俯卧，烦躁不安。患儿日间经常吃卫生纸，出现呕吐前一天吃一卷卫生纸，两张报纸，螃蟹及蔬菜等。开始腹部不适并呕吐，因服药不配合，要求推拿治疗。

查体：精神欠佳，目无精光，形体消瘦，面色㿠白，咽红，扁桃体Ⅰ度肿大，腹胀，脐周压痛（＋），无虫蠕动感，舌红苔薄白，指纹淡青。

辅助检查：大便常规可见蛔虫卵。

诊断：嗜异症。

治法：驱虫消积，清胃健脾。

处方：清板门500次，运内八卦300次，清肺经500次，四大手法各100次，摩中脘500次，掐揉四横纹各100次，掐右端正300次，揉肺俞50次、肩井20次。

1月4日诊：经1次推拿后未再呕吐，但仍精神不振，仍嗜食纸。建议家长尽早为其驱虫，上方改四大手法各24次，补脾经200次。

2月20日诊：随访经服驱虫药后，便出蛔虫20余条，嗜异症状已能克制。

按语：小儿脏腑柔弱，形气不足，加之饮食不洁，容易感染诸虫。成虫寄生于肠道，日久不愈，形成虫积，损伤脾胃，扰乱受纳运化机能，生湿蕴热，刺激肠道，并影响患儿的精神，可出现烦躁多啼，夜寐不安，引起食欲异常，嗜食异物。因此，治疗以驱蛔消积，清肠健脾为法。以清板门、运内八卦、摩中脘、掐揉四横纹清肠消积，祛湿驱虫，以掐右端正止吐，以补脾经健脾助运。正如《景岳全书·诸虫》所说："凡诸虫之中，惟蛔虫最多，然旋逐旋生，欲杜其源，必须温养脾胃，气强则虫自不生矣。"

日常生活中要教小儿养成良好的卫生习惯，不饮生水，生食蔬菜、水果要冲洗干净，饭前便后要洗手。按期进行驱虫治疗，在流行季节（每年 7~8 月）后 2 个月左右服用驱虫药，并隔 3~6 个月再次服用。

第十章 医话随笔

急救篇

一、昏迷

昏迷指维持正常意识状态的脑干网状结构和大脑皮层的代谢活动因疾病发展到危重阶段而被高度抑制引起意识丧失，随意运动消失，并对各种刺激反应降低乃至消失，或出现异常反射活动的一种病理状态。昏迷是严重的意识障碍，是一种脑功能衰竭的状态，它常为全身性疾病和颅内疾病的严重后果。如不正确诊断，及时抢救，往往导致死亡或产生严重的后遗症。

昏迷程度分为浅昏迷和深昏迷，前者对强刺激有肢体防御反应，后者对任何刺激缺乏反应。

新生儿期昏迷：出生时窒息缺氧史，产伤史，缺氧缺血性脑病，颅内出血，严重黄疸，胆红素脑病。

出生情况好，随后逐渐出现昏迷、惊厥：有家族史（有机酸代谢障碍、氨基酸代谢障碍），发热或体温不升，感染中毒症状，前囟紧张隆起，颅缝开大，颅内感染，脑脊液异常改变。

经验体会：对昏迷的患儿应迅速判定昏迷程度，及时采取有效抢救措施，并采取措施保护脑功能，避免神经系统后遗症，应边抢救边查明昏迷原因，诊治兼顾。

在临床诊断中，首先应明确患儿是为何昏迷，应与某些对刺激无反应但无神经系统阳性体征类似昏迷的疾病相鉴别，如：

癔症：常于强烈刺激后发病，患儿对外界刺激无反应，但无神经系统阳性体征，瞳孔对光反射灵敏。

晕厥：由于大脑一过性供血不足引起的短暂意识障碍，往往数秒或数分钟恢复。

闭锁综合征：患儿呈四肢瘫痪，不能说话和吞咽，但对表情示意动作仍能领会，说明意识清楚，是由于脑桥腹侧局限性病变所致，CT有助于诊断。

根据详细访问病史、系统体格检查来推测昏迷的病因，判断引起昏迷的原发病是在颅内还是颅外，再根据此选择相应的检查以协助诊断。

新生儿昏迷的判定应以被动运动后能否使其觉醒作为指标，疼痛刺激不能唤醒时多为深昏迷。

◎案例

某男，1岁，2012年4月27日下午4：00左右。

在调换姿势让其仰卧时患儿突然出现全身发软，面色变黄，四肢软瘫无力，知觉缺失，家长紧张地突然抱紧孩子用力摇晃，此时员工紧急将我呼出，见此景我急抱过孩子，头放我肩部，急空掌拍其背部（相当肺俞、厥阴俞、心俞）三下，孩子当即哭出声来，面色渐渐复泽，手足活动自如。此后其母讲述，患儿出生后4个月时已出现过1次，9个月时亦出现过2次类似症状，其母认为孩子在不高兴时或不如意时容易发作。

本次发作约 1 分钟，建议家长尽快去省立医院内科进行进一步检查，必要时检查脑电图、脑 CT 或 MRI，排除脑实质性疾病。

二、惊厥

惊厥是小儿常见急症，多见于 3 岁以下婴幼儿。它是由多种原因致脑神经元功能紊乱而引起的全身或局部肌肉不随意收缩或阵挛，并伴有不同程度的意识障碍。有5% ~ 6% 的小儿曾有过一次或多次惊厥，其中热性惊厥和癫痫最常见。因反复发生惊厥可导致脑组织损害，遗留癫痫或智力低下等后遗症，因此临床上对惊厥患儿要及时正确处理，尽快止惊的同时要全面分析，综合考虑，尽早查出病因。

惊厥以突然意识丧失，牙关紧闭，四肢强直痉挛或不停地抽动为主要特征。根据病情和临床表现分为急惊风和慢惊风。

急惊风多见于以下几种情况：①由高热或急性热病如流感、扁桃体炎等引起。②暴受惊恐，面色乍青乍白，惊恐不安，睡眠不宁。③乳食积滞，呕吐不思乳食，腹胀饱满，腹痛便秘，目睛视呆，昏迷痉厥。

慢惊风则起病缓慢，病程长，精神不振，形体消瘦，四肢抽搐无力，头目颤动，时作时止，目睛视呆或直视斜视，口鼻气冷，或吐或泻，痰鸣，四肢不温，面色萎黄或㿠白，额上青筋暴露，脉弱，指纹色淡。

（一）发作时处理

1. 立即松开患儿衣领，平卧位，头偏向一侧以利于分泌物引流及避免呕吐物吸入，有呕吐物者可插胃管减压引流，及时清除口鼻咽喉部位分泌物。

2. 上下齿间填牙垫或人工气道，防止舌咬伤或后坠，并可使气道通畅，牙关紧闭时不要硬撬。

3. 清理气道后给氧气，当呼吸浅慢或骤停时可行人工通气。

4. 注意保暖，高热患儿迅速给予物理降温和药物降温。

5. 尽快明确病因，及时转科进行对应处理。

（二）推拿处理

基本治则：急则治其标，先进行急救处理。

基本治法：开窍醒脑，镇静安神。

基本处方：掐人中、十宣、老龙、太冲、印堂诸穴，掐3~5次，若掐一两次即醒，其他穴位不必再掐。拿合谷、掐揉曲池20次，拿委中、承山3~5次，拿风池10次。

辨证加减：壮热加退六腑600次，清天河水600次，清肝经300次，清心经300次，推脊400次，揉大椎100次，推涌泉300次。惊恐加揉百会50次，按揉神门100次，捣小天心50次，揉大椎50次。乳食积滞加清板门500次，清大肠500次，掐揉四横纹各50次，摩中脘、顺摩腹各500次。

慢惊风：急性发作时同基本治法。缓解后补脾土500次，清肝经300次，补肾经300次，推三关300次，揉小天心50次，拿合谷10次，按揉百会50次，揉摩中脘、足三里各10次，捏脊5~7遍。

可要求进行相关检查，如血细胞计数、分类，血电解

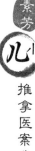

质、尿素氮、肌酐，肝功能，血气分析，血糖，必要时进行毒物分析及尿糖、尿酮体、脑脊液常规等检查。

医话篇

一、治痢心得

20 世纪 70 年代末 80 年代初，学术交流活动已开始活跃，华东地区推拿学术会议在安徽中医学院附院召开，我的一篇《推拿治疗小儿痢疾 175 例疗效观察》（《华东地区推拿学术论文汇编》1980 年）在大会交流时引起人们的关注，汇报结束后，人们问：你是否对疗效进行过与其他药物疗效的对比，是否有典型的病例案。我说："典型病例曾有一例，到如今让人难忘。"

那是一个患痢疾 1 年半的 2 岁男童，患儿 6 个月时患上痢疾（杆菌性痢疾），其母亲是山东省防疫站的检验员，自然知道病情的严重性，因此就到省立医院找最权威的专家治疗。但是治疗了半年多，该打的针打了，该吃的药吃了，病情仍毫无起色，最后专家告诉家长，孩子是免疫缺乏症，不用治疗，待其长大后免疫功能自然会好的，家长无奈，每天见孩子痛苦的表情，一天天消瘦，毫无生气，不长分量及身高，每天大便检验都有白细胞、红细胞、脓细胞及吞噬细胞。家长焦急万分，后打听到推拿治疗腹泻，抱着试一试的心理来到本科，只说孩子腹泻要求推拿。大便常规检查后告诉家长孩子得的是痢疾时，家长才向笔者表明实情，要求一定给治治。

本来推拿治疗痢疾古书中早已记载，临床也经常应用。但中医认为无积不成痢，在治疗原则上痢无止法，一般是通因通用，消积导滞。因本患儿病程太长，形体羸弱，故也需用祛邪扶正之法。

其病湿寒为本而湿热为标，因土湿而水侮之，则郁而为湿寒，土湿而木克之，故称"肠澼""滞下"，肠澼是肠内积滞，便下脓血澼澼有声，滞下为肠内积滞，肛门坠胀，涩滞而下，因此临床上以大便次数增多，夹杂黏液脓血，腹痛里急后重为主要症状。病因一为外感时邪疫毒，一为内伤饮食，病机为邪毒积滞胃肠，气机壅阻，凝滞津液，蒸腐气血。

《四圣心源·痢疾根源》认为："痢疾根源，庚金乙木之郁陷也，金主气而木主血，金生于土，木生于水，水温土燥，则金融而气调，木荣而血畅。水寒土湿，不能生庚金而达乙木，则金木俱陷。魄门者，肾之所司，而阳明燥金之府也，其藏而不至于闭结者，乙木泄之也。则金愈郁而愈欲敛，木愈郁而愈欲泄。金愈欲敛，故气滞而不通，木愈欲泄，故血脱而不藏。"

虚夹实，投以清热解毒，最重要的是扶正祛邪，调和气血。中医有"调气则后重自除，和血则便脓自愈"的说法。所以用分手阴阳、推三关、退六腑、掐揉四横纹调阴阳气血，清大肠、推下七节骨消积导滞，清板门、清肺经、补脾经、清胃经、顺摩腹以调养脾胃，按揉肝俞、脾俞、肾俞和肝气、交心肾。

当治疗20多天时，患儿的母亲突然发现这天的大便常规里没有"巨噬细胞"，她甚感奇怪，当即拿了大便标本到省立二院去查，确实没有"巨噬细胞"。从这一天开始她每天把大便做成两个标本，一个自查，一个送二院，连续半个多月，同时患儿里急后重的感觉没有了，大便次数在减

214

张素芳小儿推拿医案选

少、性质、颜色在改变，精神好转，面色从晦滞无光逐渐变得润泽，一切情况在变好，最后大便常规仅剩白细胞0～1个/HP。治疗到30余天时，她实在忍不住就带孩子到省立医院，告诉那位专业权威的大夫孩子的病已经好了。专家说，孩子长大后免疫功能会增强的，家长说，我们使用推拿治好的。专家意味深长地说："哦，推拿有提高免疫功能的作用。"自后，大家对治疗痢疾不再如临大敌，而是稳操稳推，绝大部分是有效的。

二、尺桡关节后脱位案例

天色已晚，全院职工大部分已回家，我也从楼上下来，突然两个小学生从楼下跑过来，并喊着"阿姨救救我"，当时吓我一跳，定下心来问什么事。伴同的孩子说，他俩放学后在街上追逐玩，前面的同学跑急了突然滑到在地，左肘撞进去了。我一看就知道是脱臼了，本该看骨科，但两个小学生哪知道是什么科，他们就觉得医院人人都会治病，看着两个惊慌的孩子，心一软就下手治疗了，一分钟后两个孩子就像小鸽子似的说了声"阿姨谢谢"，飞也似的跑了，我不知道他们叫什么，他们也没问我是谁。后做记录如下：

某患者，男，8岁。

主诉：左上肢活动受限10分钟。

现病史：因滑倒时左手着地用力太猛而致左上肢活动受限，目前前臂短，左肘屈伸活动完全受限。

查体：左肘短1/3，局部无皮损，红肿，压痛明显，左肘三角消失。

中医诊断：肘脱臼。

西医诊断：左尺桡关节后脱位。

治则：复位。

治法：舒筋活动，滑利关节。

处方：手法，拔伸—按，摩法。

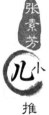

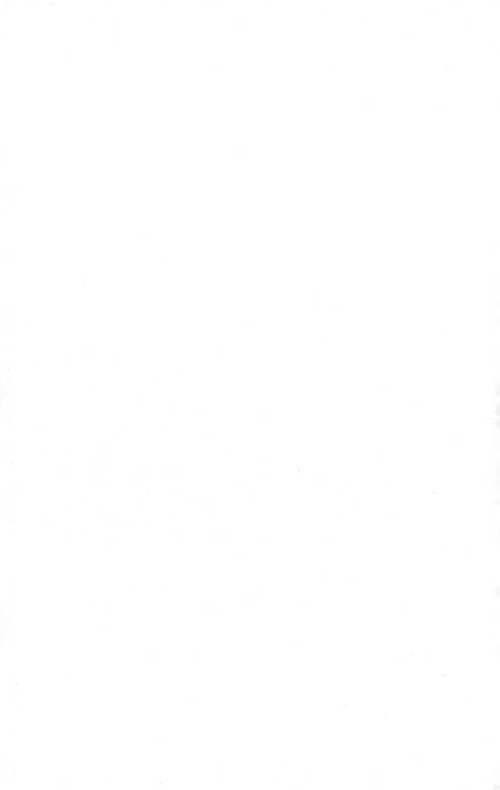

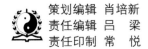

策划编辑　肖培新
责任编辑　吕　梁
责任印制　常　悦

本书为张素芳教授小儿推拿医案选，书内含新生儿、肺系、脾系、心肝系、肾系、五官、运动系疾病及传染病、杂病等章节，尚附有医话随笔。内容赅备，蔚为大观。

读中医药书，走健康之路

扫一扫　关注中国中医药出版社系列微信

中医出版
（zhongyichuban）

悦读中医
（ydzhongyi）

ISBN 978-7-5132-4777-1

9 787513 247771 >

定价：29.00元